CHAPITRE

CHICHACOTTA. — FRONTIÈRES D[
ENVIRONS DE BUXADÉOUAR. — CLIM[
CES CONTRÉES. — COMBIEN IL A ÉTÉ FU[
AU CAPITAINE JONES, AU COLONEL CUMI[
A LEURS TROUPES. — ESPÈCE DE C[
PARTICULIÈRE A CES MONTAGNES. — E[
DANS BUXADÉOUAR. — CARACTÈRE D[
HABITANS. — VISITE RENDUE AU SOUBA[
CURIOSITÉ ET POLITESSE DE CET OFFICI[
IL INVITE L'AMBASSADEUR ANGLAIS A[
CÉRÉMONIE RELIGIEUSE. — BEAU PA[
DES ENVIRONS DE BUXADÉOUAR. — AR[
ADROITS. — COMMENCEMENT DES PLUI[
DÉPÊCHES DU DEB-RAJA. — POURUNGH[
CARACTÈRE DU SOUBAH. — MANIÈR[
VOYAGER DANS LE BOUTAN.

LE 12 mai, à trois heures après midi,[
arrivâmes à Chichacotta. Nous y trouvâm[
zinkaubs qui nous firent loger dans une[
son bâtie au milieu d'une grande place.[
place étoit entourée d'un rempart de[
et d'un double rang de pieux de bambou;[
lui donnoit le nom de forteresse.

L'ONANISME.

P. ANDRE, IMPRIMEUR A COULOMMIERS.

L'ONANISME.

DISSERTATION

SUR LES MALADIES

PRODUITES

PAR LA MASTURBATION,

Par M. Tissot, Docteur en Médecine, de la Société royale de Londres, de l'Académie Médico-Physique de Basle, et de la Société économique de Berne.

NOUVELLE ÉDITION,

Considérablement augmentée.

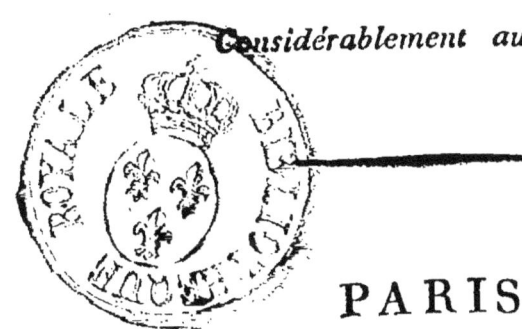

PARIS,

PIGORÉAU, Libraire, Place Saint-Germain-l'Auxerrois.

1817

PRÉFACE.

Je sentis les défauts de l'original latin de ce petit Ouvrage en le composant ; j'en fis mes excuses, et j'indiquai mes raisons de justification dans la Préface. Ces défauts me frappèrent encore plus vivement après l'impression ; et je les ai trouvés intolérables, en examinant une traduction françoise qu'on désiroit que je revisse.

Outre beaucoup d'observations nouvelles à ajouter, il falloit remédier à des fautes d'ordre considérables , et donner une juste étendue à des articles qui n'étoient que des premiers linéamens, presque incapables de faire saisir ce que j'avais voulu dire.

Tant de corrections rendoient l'ouvrage à peu-près neuf, et beau-

coup plus long. La difficulté d'exé-
cuter cette entreprise en langue
vivante, et tous les désagrémens
qu'elle entraînait, ne m'échappè-
rent pas. Il n'y avoit qu'un motif
aussi puissant que celui de l'utilité,
dont cette entreprise bien exécutée
(c'est sans doute dire mieux que
je ne l'ai fait) pouvoit être à l'humanité, qui pût me décider ; et
c'est en effet le seul qui m'a décidé. Il est triste de s'occuper des
crimes de ses semblables ; leur
considération afflige et humilie ; il
est doux d'espérer qu'on contri-
buera à diminuer leur fréquence,
et à adoucir les misères qui en
sont les suites.

Ce qui a rendu ce travail beaucoup
plus pénible qu'il ne l'eût été , si
j'eusse écrit en latin, c'est l'embarras d'exprimer des images dont les

termes et les expressions sont dé-
clarés indécens par l'usage. Il m'en
aurait infiniment coûté , s'il eût
fallu me dispenser de cette attention; et cette disposition, dont j'ose
me glorifier, m'a rendu le travail
moins coûteux qu'il ne l'auroit été,
si malheureusement elle m'eût
manqué ; cependant je l'ai encore
trouvé hérissé de difficultés. J'ose
assurer que je n'ai négligé aucune
précaution pour donner à cet ouvrage toute la bienséance dans les
termes dont il était susceptible. Il
y a des écueils inséparables de la
matière ; comment les éviter ?
Falloit-il se taire sur des objets
aussi importans? Non , sans doute.
Les Auteurs sacrés, les Pères de
l'Eglise qui , presque tous écri-
voient en langues vivantes , les
Auteurs ecclésiastiques, n'ont pas

cru devoir garder le silence sur les crimes obcènes, parce qu'on ne pouvoit pas les désigner sans mots. J'ai cru devoir suivre leur exemple, et j'oserai dire avec saint Augustin : « Si ce que j'ai » écrit scandalise quelque per- » sonne impudique, qu'elle ac- » cuse plutôt sa turpitude, que les » paroles dont j'ai été obligé de » me servir pour expliquer ma » pensée sur la génération des » hommes. J'espère que le Lec- » teur pudique et sage me par- » donnera aisément les expres- » sions que j'ai été obligé d'em- » ployer. »

Je n'ai pas touché, non plus que dans la première édition, la partie morale ; et cela par la raison d'Horace.

—— Quòd Medicorum est
Promittunt medici.

Je me suis proposé d'écrire des maladies produites par la masturbation, et non point du crime de la masturbation; n'est-ce pas d'ailleurs assez en prouver le crime, que de démontrer qu'elle estun acte de suicide? Quand on connoît les hommes, on se persuade aisément qu'il est plus aisé de les détourner du vice par la crainte d'un mal présent, que par des raisonnemens fondés sur des principes dont on n'a pas assez de soin de leur inculquer toute la vérité. Je me suis appliqué ce qu'un homme, dont notre siècle se glorifiera chez la postérité la plus reculée, fait dire à un religieux: « On nous fait entrepren- » dre de prouver l'utilité de la » prière à un homme qui ne croit » pas en Dieu, la nécessité du » jeûne à un autre qui a nié toute

» sa vie l'immortalité de l'âme.
« L'entreprise est laborieuse ,
» et les rieurs ne sont pas pour
» nous (1). » *Marphurius* doutoit
de tout, *Sganarelle* lui donna des
coups de bâton , et il crut.

Ces zoïles de la société et de
la Littérature, qui ne font rien, et
qui blâment tout ce qu'on fait, ose-
ront dire que cet Ouvrage est plus
propre à répandre le vice qu'à
l'arrêter , et qu'il le fera connaître à ceux qui l'ignorent. Je ne
leur répondrai point ; on s'avilit en
leur répondant. Mais il est des
ames foibles , quoique vertueuses,
sur lesquelles ces discours pourroient faire impression ; je leur
dois cette réflexion générale ; c'est
que mon Livre est à cet égard-là
dans le cas de tous les livres de

---

(1) Lettres Persannes , 49.

morale : il faut les interdire tous,
si c'est multiplier un vice que d'en
montrer les dangers. Les livres
saints , ceux des Pères, ceux des
Casuistes doivent tous être prohi-
bés avant le mien. Quellé est d'ailleurs la jeune personne qui s'a-
visera de lire un Ouvrage sur une
matière de Médecine dont elle
ignore le nom. Il est à souhaiter
qu'il devienne familier aux personnes appelées à diriger l'éducation : il leur servira à démêler
de bonne heure cette détestable habitude , et les mettra à même de
prendre les précautions qu'elles
jugeront nécessaires pour en prévenir les suites.

Ceux qui n'entendent pas le
latin, trouveront peut-être qu'il y
a trop de vers en cette langue :
e leur répondrai qu'il n'y en a

point qui ne soit lié à cette matière, puisqu'il n'y en a aucun qui
ne m'ait été rappelé par la chaîne
des idées. J'ai cependant fait en-
sorte par-tout qu'on pût les sauter
sans interrompre le fil du discours.
Ceux qui les entendent m'en sau-
ront gré : le voyageur, au milieu
des bruyères, est réjoui par la
beauté d'une verdure. Enfin, si
c'est un tort, il est léger : et, dans
un Ouvrage aussi ingrat, l'on peut
permettre ce délassement à l'Auteur. S'il n'y en a pas de françois,
ce qui auroit été plus naturel,
c'est peut-être la faute des Poètes
plutôt que la mienne.

Cet ouvrage, au reste, n'a rien
de commun avec l'Onania Anglois,
que le sujet : et, à deux pages et
demie près que j'en ai tirées, cette

rapsodie ne m'a fourni aucun secours. Ceux qui liront les deux Ouvrages sentiront, j'espère, la différence totale qu'il y a de l'un à
l'autre : ceux qui ne liront que
celui-ci auraient pu être trompés
par le rapport des titres , et por-
tés à supposer quelque ressemblance entre les deux livres : heureusement il n'y en a aucune.

Les additions augmentent cette
nouvelle édition , presque d'un
tiers , et je souhaite qu'elles soient
accueillies favorablement par les
personnes qui sont en état d'en
juger. L'on me fera peut-être deux
objections : l'une , que j'ai ajouté
un grand nombre d'observations et
d'autorités qui ne sont presque que
des répétitions de celles qui se trou-
vaient déjà dans la première : l'au-

tre que, dans quelques endroits, je suis trop sorti de mon titre, et que j'ai envisagé le danger des plaisirs de l'amour sous un point de vue général. Je réponds à la première que, dans une matière comme celle-ci, où l'on doit moins espérer de convaincre par des raisons, que d'effrayer par des exemples, l'on ne peut pas trop en accumuler. Je réponds à la seconde, 1° que, quand deux matières sont étroitement liées, plus on veut en isoler une, et moins bien on la traite ; 2°. que j'ai été bien aise de rendre cet ouvrage d'une utilité plus générale.

Veuille, celui qui peut tout, répandre sur mes vues cette bénédiction sans laquelle nos faibles travaux ne peuvent rien : Paul plante, Appollon arrose, c'est Dieu qui donne l'accroissement.

ESSAI

SUR

LES MALADIES

PRODUITES

PAR LA MASTURBATION.

INTRODUCTION.

Nos corps perdent continuellement; et, si nous ne pouvions pas réparer nos pertes, nous tomberions bientôt dans une foiblesse mortelle. Cette réparation se fait par les aliments; mais ces aliments doivent subir dans nos corps différentes préparations que l'on comprend sous le nom de nutrition. Dès qu'elle ne se fait pas, ou qu'elle se fait mal, tous ces aliments deviennent inutiles, et n'empêchent pas qu'on ne tombe dans tous les maux que l'épuisement entraîne. De toutes les causes qui peuvent empêcher la nutrition, il n'y en a peut-être point de plus commune que les évacuations trop abondantes.

Telle est la fabrique de notre machine, et en général des machines animales, que, pour que les aliments acquièrent ce degré de préparation nécessaire pour réparer le corps, il faut qu'il reste une certaine quantité d'humeurs déjà travaillées, naturalisées, si l'on veut me permettre ce terme. Si cette condition manque, la digestion et la coction des aliments reste imparfaite, et d'autant plus imparfaite que l'humeur qui manque est plus travaillée et d'une grande importance.

Une nourrice robuste, qu'on tueroit en lui tirant quelques livres de sang dans vingt-quatre heures, peut fournir la même quantité de lait à son enfant, quatre ou cinq cents jours de suite,

sans en être sensiblement incommodée,
parce que le lait est de toutes les humeurs la moins travaillée ; c'est une humeur qui est presque encore étrangère,
au lieu que le sang est une humeur essentielle. Il en est une autre, la liqueur
séminale, qui influe si fort sur les forces du corps, et sur la perfection des digestions qui les réparent, que les Médecins de tous les siècles ont cru una-
nimement que la perte d'une once de
cette humeur affoiblissoit plus que celle
de quarante onces de sang. L'on peut
se faire une idée de son importance, en
observant les effets qu'elle opère, dès
qu'elle commence à se former ; la voix,
la physionomie, les traits même du
visage changent, la barbe paroît, tout
le corps prend souvent un autre air,
parce que les muscles acquièrent une
fermeté qui forment une différence sensible entre le corps d'un adulte et celui
d'un jeune homme qui n'a pas passé la
puberté. L'on empêche tous ces déve-

loppemens, en emportant l'organe qui
sert à la séparation de la liqueur qui les
produit ; et des observations vraies prouvent que l'amputation des testicules,
dans l'âge de la virilité, a procuré la
chute de la barbe, et le retour d'une
voix enfantine (1). Peut-on douter,
après cela de la force de son action
sur tout le corps, et ne pas sentir par-
là même combien de maux doit procurer la profusion d'une humeur si précieuse ? Sa destination détermine le seul
moyen légitime de l'évacuer. Les maladies en procurent quelquefois l'écoulement. Elle peut se perdre involontaire-
ment dans des songes lascifs. L'auteur
de la Genèse nous a laissé l'histoire
du crime d'*Onan*, sans doute pour nous
transmettre celle de son châtiment ; et
nous apprenons par *Galien*, que *Dio-
gène* se souilla, en commettant le même
crime.

---

(1) BOERHAAVE prælectiones ad institut. Parag. 698, t. 2, p. 444, étid. Goett.

Si les dangereuses suites de la perte trop abondante de cette humeur ne dépendoient que de la quantité, ou étoient les mêmes, à quantité égale, il importeroit peu, relativement au physique, que cette évacuation se fit de l'une ou de l'autre des façons que je viens d'indiquer. Mais la forme fait ici autant que le fond, qu'on me permette encore cette expression ; mon sujet autorise des licences de cette espèce. Une quantité trop considérable de semence perdue dans les voies de la nature, jette dans des maux très-fâcheux, mais qui le sont bien davantage, quand la même quantité a été dissipée par des moyens contre nature. Les accidents que ceux qui s'épuisent dans un commerce naturel éprouvent, sont terribles : ceux que la masturbation entraîne le sont bien plus. Ce sont ces derniers qui sont proprement l'objet de cet Ouvrage ; mais la liaison intime qu'ils ont avec les premiers, empêche d'en séparer le tableau.

C'est ce tableau commun qui formera
mon premier article : il sera suivi de
l'explication des causes, second article, dans lequel j'exposerai celles qui
rendent les suites de la masturbation
plus dangereuses : les moyens de guérison, et des remarques sur quelques
maladies analogues finiront l'Ouvrage.
Je joindrai par-tout les observations des
meilleurs auteurs à celles que j'ai faites
moi-même.

ARTICLE PREMIER.

Les Symptômes.

SECTION PREMIÈRE.

Tableau tiré des Ouvrages des Médecins.

Hypocrate, le plus ancien et le plus exact des Observateurs , a déjà décrit les maux produits par l'abus des plaisirs de l'amour, sous le nom de *consomption dorsale* (1). « Cette maladie » naît , dit-il , de la moëlle de l'épine » du dos. Elle attaque les jeunes mariés ou les libidineux. Ils n'ont pas de » fièvre ; et, quoiqu'ils mangent bien, » ils maigrissent et se consument. Ils » croient sentir des fourmis qui descendent de la tête le long de l'épine. » Toutes les fois qu'ils vont à la selle,

(1) De morbis, lib. II, c. XLIX, Foëf. p. 479.

» ou qu'ils urinent, ils perdent abondam-
» ment une liqueur séminale très-liquide:
» ils sont inhabiles à la génération , et
» ils sont souvent occupés de l'acte vé-
» nérien dans leurs songes. Les prome-
» nades, surtout dans les routes pénibles,
» les essouflent, les affoiblissent, leur
» procurent des pesanteurs de tête et des
» bruits d'oreilles ; enfin une fièvre ai-
» guë (*Libiria*) termine leurs jours »
Je parlerai, dans un autre endroit,
de cette espèce de fièvre.

Quelques médecins ont attribué à la
même cause , et ont appelé *seconde
consomption dorsale d'Hypocrate*, une
maladie qu'il décrit ailleurs (1), et qui
a quelque rapport avec cette première.
Mais la conservation des forces , qu'il
spécifie particulièrement , me paroît une
preuve convaincante que cette maladie
ne dépend point de la même cause que
la première. Elle paroît plutôt être une
affection rhumatismale.

_____

(1) De glandulis , Foëf. p. 273.

« Ces plaisirs, dit *Celse*, dans son
» excellent livre sur la conservation de
» la santé, nuisent toujours aux per-
» sonnes foibles, et leur fréquent usage
» affoiblit les forces (1) ».

L'on ne peut rien voir de plus effrayant que le tableau qu'*Areté* nous a
laissé des maux produits par une trop
abondante évacuation de semence. « Les
« jeunes gens, dit-il, prennent et l'air
» et les infirmités des vieillards; ils
» deviennent pâles, efféminés, en-
» gourdis, paresseux, lâches, stupides,
» et même imbéciles; leurs corps se
» courbent, leurs jambes ne peuvent
» plus les porter; ils ont un dégoût gé-
» néral; ils sont inhabiles à tout;
» plusieurs tombent de paralysie (2) ».
Dans un autre endroit, il met les
laisirs de l'amour dans le nombre de six

(1) De remedicâ, lib. I, cap. IX, c. I.
(2) Designis et caus. diut. morb. liv. II, c. V.

causes qui produisent la paralysie. (1)

Galien a vu la même cause occasionner des maladies du cerveau et des nerfs,
et détruire les forces (2) ; et il rapporte
ailleurs qu'un homme , qui n'étoit pas
tout-à-fait guéri d'une violente maladie,
mourut la même nuit qu'il paya le tri-
but conjugal à sa femme.

Pline, le Naturaliste, nous apprend
que *Cornelius-Gallus*, ancien réteur ,
et *Titus Etherius*, Chevalier Romain,
moururent dans l'acte même du coït (3).

« L'estomac se dérange , dit *Aëtius*,
» tout le corps s'affoiblit, l'on tombe
» dans la pâleur , la maigreur, le des-
» sèchement , les yeux se cavent (4)».

Ces témoignages des anciens les plus
respectables , sont confirmés par ceux
d'une foule de modernes. *Sanctorius*,

---

(1) L. 1, c. VII, pag. 34, édit. BOERHAAVE.
(2) Comm. tert. in lib. II. HYP. de morb.
vulg. I. oper. t, III, p. 583.
(3) Historia Mundi, Lib. VII, c. VIII, p. 124.
(4) Tetrab. III, Serm. III, c. XXXIV.

qui a examiné avec le plus grand soin
toutes les causes qui agissent sur nos
corps, a observé que celle-ci affoiblissoit l'estomac, ruinoit les digestions,
empêchoit l'insensible transpiration,
dont les dérangemens ont des suites si
fâcheuses, produisoit des chaleurs de
foie et des reins, indisposoit au calcul,
diminuoit la chaleur naturelle, et entraî-
noit ordinairement la perte ou l'affoiblissement de la vue.

Lomnius, dans ses beaux commen-
taires sur les passages de *Celse* (1), que
j'ai cité, appuie le témoignage de
son Auteur par ses propres observations.

« Les émissions fréquentes de semence
» relâchent; dessèchent, affoiblissent,
» énervent et produisent une foule de
» maux; des apoplexies, des léthargies,
» des épilepsies, des assoupissemens,

---

(1) Med. static. sec, 6, aph. 15, 19, 21, 23 et 24.

B

» des pertes de vue, des tremblemens,
» des paralysies, des spasmes, et tou-
» tes les espèces de gouttes les plus dou-
» loureuses (1) ».

L'on ne lit point sans horreur la description que nous a laissé *Tulpius*, ce
célèbre Bourgmestre et Médecin d'Ams-
terdam : « Non-seulement, dit-il, la
» moëlle de l'épine maigrit, mais tout
» le corps et l'esprit languissent éga-
» lement; l'homme périt misérablement.
» *Samuel Vespertius* fut attaqué d'une
» fluxion d'une humeur excessivement
» âcre, qui se jetta d'abord sur le der-
» rière de la tête et la nuque; elle passa
» delà sur l'épine, les lombes, les flancs
» et l'articulation de la cuisse, et fit
» souffrir à ce malheureux des douleurs
» si vives qu'il devint tout-à-fait défi-
» guré, et tomba dans une petite fièvre
» qui le consumoit; mais pas assez vîte

---

(1) Comment. de sanit. tuend. p. m. 37.

» à son gré, et son état étoit tel, qu'il
» invoqua plus d'une fois la mort avant
» qu'elle vint l'arracher à ses maux (1)».

Rien, dit un célèbre médecin de
Louvain, n'affoiblit autant, et n'abrège
autant la vie (2).

Blanchard a vu des gonorrhées simples, des consomptions, des hydropisies
qui dépendoient de cette cause (3); et
Muys a vu un homme encore d'un bon
âge attaqué d'une gangrène spontanée
du pied, qu'il attribua à des excès vénériens (4).

Les mémoires des curieux de la nature parlent d'une perte de vue : l'observation mérite d'être rapportée en entier. L'on ignore, dit l'Auteur, quelle
sympathie les testicules ont avec tout le
corps, mais sur-tout avec les yeux.

---

(1) Obs. Med. liv. III, c. XXIV.
(2) ZIPAEUS, fundam. med. Part. II, art. 6.
(3) Instit. medic. Part. II, c. XXVIII.
(4) Praxis chirurgica, Decur. I, obs. 4.

Salmuth a vu un savant hypocondriaque
devenir fou, et un autre homme se des-
sécher si prodigieusement le cerveau,
qu'on l'entendoit vaciller dans le crâne ;
l'un et l'autre pour s'être livrés à des
excès du même genre. J'ai vu moi-
même un homme de cinquante-neuf
ans, qui, trois semaines après avoir
épousé une jeune femme, tomba tout-
à-coup dans l'aveuglement , et mourut
au bout de quatre mois (1).

« La trop grande dissipation des es-
» prits animaux affoiblit l'estomac, ôte
» l'appétit ; et la nutrition n'ayant plus
» lieu, le mouvement du cœur s'affoi-
» blit, toutes les parties languissent,
» l'on tombe même dans l'épilepsie (2) ».
Nous ignorons, il est vrai, si les esprits
animaux et la liqueur génitale sont la

---

(1) Decur. II, ann. 5, Append. observ. 38.
p. 56.

(2) Schelammer, ars medendiunivers. Lib. II,
spect. II, c. IV, Parag. 23.

même chose ; mais l'observation nous a appris, comme on le verra plus bas, que ces deux fluides ont une très-grande analogie ; et que la perte de l'un ou de l'autre produit les mêmes maux. M. *Hoffman* a vu les plus fâcheux accidents suivre la dissipation de la semence.

« Après de longues pollutions noctur-
» nes, dit-il, non-seulement les forces
» se perdent, le corps maigrit, le vi-
» sage pâlit, mais de plus la mémoire
» s'affoiblit, une sensation continuelle
» de froid saisit tous les membres ; la
» vue s'obscurcit, la voix devient rau-
» que (1) ; tout le corps se détruit peu-
» à-peu ; le sommeil, troublé par des
» rêves inquiétans, ne répare point ;
» et l'on éprouve des douleurs sembla-
» bles à celles qu'on ressent après qu'on
» a été meurtri par des coups (2) ».

---

(1) Consult. Cant. 2 et 3, Cas. 102, t. III, p. 193.

(2) Même endroit, cas. 103.

Dans une consultation pour un jeune homme qui, entr'autres maux, s'étoit attiré, par la masturbation, une foiblesse totale des yeux, il dit : « Qu'il » a vu plusieurs exemples de gens qui, » même dans l'âge fait , c'est-à-dire » quand le corps jouit de toutes ses » forces , s'étoit attiré non-seulement » des rougeurs et des douleurs extrême- » ment vives dans les yeux, mais encore » une si grande foiblesse de vue , qu'il » ne pouvoit lire ni écrire quoi que » ce soit. J'ai même vu , ajoute-t-il, » deux gouttes sereines produites par » cette cause (1) ». L'on verra avec plaisir l'histoire même de la maladie qui donna lieu à cette consultation. « Un » jeune homme s'était livré à la mas- » turbation à l'âge de quinze ans , et » l'ayant exercée très-fréquemment jus- » qu'à ving-trois , tomba , pendant cette » période , dans une si grande foiblesse

_____

(1) Même endroit , Cas, 1o3.

» de tête et des yeux , que souvent ces
» derniers étoient saisis de violents
» spasmes dans le temps de l'émission
» de la semence. Dès qu'il vouloit lire
» quelque chose , il éprouvoit un étour-
» dissement semblable à celui de l'i-
» vresse ; la pupille se dilata extraor-
» dinairement ; il souffroit dans l'œil
» des douleurs excessives ; les paupières
» étoient très-pesantes , elles se colloient
» toutes les nuits , ses yeux étoient tou-
» jours baignés de larmes , et il s'amas-
» soit dans les deux coins , qui étoient
» très-douloureux , beaucoup d'une ma-
» tière blanchâtre. Quoiqu'il mangeât
» avec plaisir , il étoit réduit à une ex-
» trême maigreur ; et , dès qu'il avoit
» mangé, tomboit dans une epèce d'i-
» vresse ». Le même Auteur nous a
conservé une autre observation , dont
il avoit été le témoin oculaire , et que
je crois devoir placer ici. « Un jeune
» homme de dix-huit ans , qui s'étoit
» livré fréquemment à une servante,

» tomba tout-à-coup en foiblesse, avec
» un tremblement général de tous les
» membres, le visage rouge et le pouls
» très-foible. On le tira de cet état au
» bout d'une heure, mais il resta dans
» une langueur générale. Le même ac-
» cès revenoit très-fréquemment avec
» une très-forte angoisse, et lui procura,
» au bout de huit jours, une contrac-
» tion et une tumeur au bras droit, avec
» une douleur au coude qui redoubloit
» toujours avec l'accès. Le mal alla pen-
» dant long-temps en augmentant, mal-
» gré beaucoup de remèdes : enfin **M.**
» *Hoffman* le guérit (1) ».

M. *Boerhaave* peint ces maladies avec
cette force et cette précision qui ca-
ractérisent tous ses tableaux. « La trop
» grande perte de semence produit la
» lassitude, la débilité, l'immobilité,
» des convulsions, la maigreur, le des-

---

(1) De morbis ex minià venere, Parag. 18, oper,
omn, suppl. secund. pars prim. p. 496.

» séchement, des douleurs dans les
» membranes du cerveau, émousse les
» sens, et sur-tout la vue, donne lieu à
» la consomption dorsale, à l'indolence,
» et à diverses maladies qui ont de la
» liaison avec celle-là (1) ».

Les observations que ce grand homme
communiquoit à ses auditeurs, en leur
expliquant cet aphorisme, et qui portent
sur les différents moyens d'évacuations,
ne doivent pas être omises. « J'ai vu
» un malade dont la maladie commença
» par une lassitude et une foiblesse dans
» le corps, sur-tout vers les lombes : elle
» fut accompagnée du jeu des tendons,
» de spasmes périodiques et de la mai-
» greur, de manière à détruire tout le
» corps : il sentoit aussi de la douleur
» dans les membranes mêmes du cer-
» veau, douleurs que les malades nom-
» ment ardeur sèche, qui brûle conti-

---

(1) Institut. p. 776 de la trad. de M. D. L. M.

» nuellement en dedans les parties les
» plus nobles.

» J'ai vu aussi un jeune homme at-
» taqué de la consomption dorsale. Il
» étoit d'une fort jolie figure, et malgré
» qu'on l'eût souvent averti de ne se
» point trop livrer aux plaisirs, il s'y
» livra néanmoins, et il devint si dif-
» forme avant la mort, que cette gros-
» seur charnue qui paroissoit au-dessus
» des apophyses épineuses des lombes,
» s'étoit entièrement affaisée. Le cerveau
» même, dans ce cas, paroît être con-
» sumé; en effet, les malades devien-
» nent stupides; ils deviennent si roides,
» que je n'ai point vu une aussi grande
» immobilité du corps produite par une
» autre cause. Les yeux sont si hébétés,
» qu'ils n'ont plus la faculté de voir (1)».

M. *de Senac* peignoit, dans la première édition de ses essais, les dangers

---

(1) Comment. sur le même endroit, t. VII.
p. 214.

de la masturbation , et annonçoit aux
victimes de cette infamie toutes les infirmités de la vieillesse la plus languissante , à la fleur de leur âge. L'on peut
voir , dans les éditions suivantes , les
raisons de la suppression de ce morceau
et de quelques autres.

M. *Ludvig*, en décrivant les maux
qui surviennent aux évacuations trop
abondantes , n'oublie pas la spermatique,
« Les jeunes gens de l'un ou de l'au-
» tre sexe , qui se livrent à la lasciveté,
» ruinent leur santé en dissipant des
» forces qui étoient destinées à amener
» leur corps à son point de plus grande
» vigueur , et enfin ils tombent dans la
» consomption (1) ».

M. *de Gotter* donne un détail des
accidens les plus tristes , dépendans de
cette cause ; mais il seroit trop long de
le copier : je renvoie à son ouvrage

Instit. phisiol. Parag. 870 et 872.

même tous ceux qui entendent la langue dont il s'est servi (1).

Après avoir rapporté la description de la consomption dorsale d'*Hypocrate*, telle qu'on l'a lue plus haut, M. *Van Svieten* ajoute : « J'ai vu tous ces accidens, et plusieurs autres dans les malheureux qui s'étoient livrés à de honteuses pollutions. J'ai employé inutilement, pendant trois ans, tous les secours de la Médecine pour un jeune homme qui s'étoit attiré par cette infâme manœuvre, des douleurs vagues, étonnantes et générales, avec une sensation tantôt de chaleur, tantôt d'un froid très-incommode par tout le corps ; mais sur-tout aux lombes. Dans la suite ces douleurs ayant un peu diminué, il sentoit un si grand froid dans les cuisses et dans les jambes, quoiqu'au tact ces parties parussent conserver leur chaleur naturelle, qu'il se chauffoit continuelle-

(1) De insensibil, persp. cap. ult.

ment auprès du feu, même pendant les plus grandes chaleurs de l'été. J'admirai sur-tout pendant tout ce temps, un mouvement continuel de rotations des testicules dans le scrotum; et le malade éprouvoit, dans les lombes, la sensation d'un mouvement semblable, qui lui étoit très à charge (1)». Ce détail nous laisse ignorer si ce malheureux termina sa vie au bout de trois ans, ou s'il continua à languir pendant quelques temps, ce qui est bien plus fâcheux : il n'y a cependant pas une troisième issue.

M. *Kloekof*, dans un très-bon ouvrage sur les maladies de l'esprit qui dépendent du corps, confirme, par ses observations, celles qu'on vient de lire. «Une trop grande dissipation de semence affoiblit le ressort de toutes les parties solides ; delà naissent la foiblesse, la paresse, l'inertie, les phthisies, les consomptions dorsales, l'engourdisse-

---

(1) A ph. 586, t. II, p. 46.

ment et la dépravation des sens, la stu-
pidité, la folie, les évanouissemens,
les convulsions (1) ».

M. *Hoffmann* avoit déjà remarqué
que les jeunes gens qui se livrent à l'infâme pratique de la masturbation, perdoient peu-à-peu toutes les facultés de
leur ame, sur-tout la mémoire, et de-
venoient tout-à-fait inhabiles à l'étude (2).

M. *Lewis* (3) décrit tous ces maux.
Je ne transcrirai ici de son ouvrage,
que ce qui a rapport à ceux de l'ame.
Tous les maux qui naissent des excès
avec les femmes, suivent plus promptement encore, et dans un âge tendre,
l'abominable pratique de la pollution de
semence, qu'il seroit difficile de peindre
avec des couleurs aussi affreuses qu'elle

---

(1) De morb. anim. ab. infirm. medul cereb.
p. 3.

(2) Oper. omn. fol. t. III, p. 295.

(3) A practical. Essay upon the tabes dorsalis,
Lond. 1748, et troisième édit. 1758.

le mérite : pratique à laquelle les jeunes gens se livrent, sans connoître toute l'énormité du crime, et tous les maux qui en sont les suites physiques (1). L'ame se ressent de tous les maux du corps, mais sur-tout de ceux qui naissent de cette cause. La plus noire mélancolie, l'indifférence pour tous les plaisirs (ne pourroit-on pas dire l'aversion?) l'impossibilité de prendre part à ce qui fait le sujet de la conversation des compagnies dans lesquelles ils se trouvent sans y être ; le sentiment de leur propre misère, le désespoir d'en être les artisans volontaires, la nécessité de renoncer au bonheur du mariage, sont les idées bourelantes qui contraignent ces malheureux à se séparer du monde, fort heureux si elles ne les portent pas à terminer eux-mêmes leur carrière (2).

De nouvelles observations confirme-

---

(1) Ibid, pag. 12.
(2) Ibid, pag. 9.

ront plus bas la vérité de cet effrayant
tableau. Celui qu'à fait **M.** *Storcq*, dans
le bel ouvrage qu'il a publié sur l'histoire et le traitement des maladies, n'est
pas moins terrible ; mais je renvoie à
l'ouvrage même , dont aucun Médecin
ne peut se passer , ceux qui voudront
le voir (1).

Avant que de passer aux observations
qui m'ont été communiquées , je termi-
nerai cette section par le beau morceau
qui se trouve dans l'excellent ouvrage
dont **M.** *Gaubius* a enrichi la Médecine. Non-seulement il peint les maux ,
mais il en indique les causes , avec cette
force , cette sagacité et cette précision
qui n'appartiennent qu'aux plus grands
maîtres. C'est un morceau précieux ,
dont on me saura gré de conserver le
coloris, en le rapportant tel que l'Auteur
l'a écrit. *Immoderata seminis profusio,*

---

(1) Medicus annuus , T. II , p. 215 , etc.

non solum utilissimi humoris jacturá, sed ipso etiam motu convulsivo, quo emittitur, frequentiùs repetito, imprimis loedit. Etenim summam voluptatem universalis excipit virium resolu - tio, quoe crebro ferri nequit, quin enervet. Collatoria autem corporis quo magis emulgentur, eo plus humorum aliundè ad se trahunt, succisque sic ad genitalia derivatis, reliquae partes de- pauperantur. Inde ex nimiá venere, lassitudo, debilitas, immobilitas, in- cessus de lumbis; encephali dolores, convulsiones sensuum omnium maximè visus, habitudo, coetitas, fatuitas, circulatio febrilis, exficcatio, macies, tabes et pulmonica et dorsalis effemi- natio. Augentur haec mala atque in- sanabilia fiunt ob perpetuum in vene- rem pruritum, quem mens, non minùs quàm corpus, tandem contrahit, quoque efficitur, ut et dormientes obscena phan- tasmata exerceant, et in tentiginem pronoe partes quavis occasione impe-

*tum concipiant , onerique et stimulo
fit quamlibet exiga reparati spermatis
copia levissimo conatu , et vel fine
hoc , de relaxatis loculis relapsura.
Quocirca liquet , quare adolescentia
florem adeo pessundet iste excessus.* (1)

SECTION II.

Observations communiquées.

Je ne suivrai d'autre ordre que celui
des dates de réception. J'ai vu , me dit
mon illustre ami **M.** *Zimmermann* , un
homme de vingt-trois ans , qui devint
épileptique , après s'être affoibli le corps
par de fréquentes masturbations. **Toutes**
les fois qu'il avoit des pollutions nocturnes , il tomboit dans un accès d'épilep-

(1) Institut. Pathologiæ Medicinalis , auctore
H. D. Gaubio , Lud. Bat. 1758.

sie parfait. La même chose lui arrivoit
après les masturbations dont il ne s'abste-
noit point , malgré les accidens , et tout
ce que l'on pouvoit lui dire. Quand l'accès
étoit passé , il éprouvoit des douleurs
très-fortes aux reins et autour du coccyx.
Cependant , ayant enfin cessé cette manœuvre pendant quelque-tems , je le
guéris des pollutions, et j'espérai même
de le guérir de l'épilepsie , dont les accès avoient déjà disparu. Il avoit repris
les forces , l'appetit , le sommeil et une
très-belle couleur , après avoir ressem-
blé à un cadavre. Mais étant revenu à
ses masturbations , qui étoient toujours
suivies d'une attaque , il eut enfin les
accès dans les rues mêmes , et on le
trouva mort un matin dans sa chambre ,
tombé hors de son lit , et baigné dans
son sang. Qu'on me permette ici une
question qui se présenta à moi , quand
je lus cette observation : ceux qui se
tuent d'un coup de pistolet , qui se noient
volontairement , ou qui s'égorgent, sont-

ils plus comptables de leur mort, sont-
ils plus suicides que cet homme-ci ? Sans
entrer dans le détail , mon ami ajoute
qu'il en connoît un autre qui est dans
le même cas : j'ai appris depuis qu'il
avoit fiui de la même manière. J'ai
connu , c'est encore M. *Zimmermann*
qui parle , un homme d'un très-beau
génie, et d'un savoir presqu'universel ,
à qui de fréquentes pollutions avoient
fait perdre toute l'activité de son esprit,
et dont le corps étoit exactement dans
l'état de celui du malade qui consulta
M. *Boerhaave* (1), et que je rapporterai ailleurs.

Je dois les deux faits suivans à M.
Rast le fils , célèbre Médecin de Lyon,
avec qui j'ai eu le plaisir de passer quelques mois à Montpellier. Un jeune
homme de Montpellier, étudiant en Médecine, mourut par l'excès de ces sortes de débauches. L'idée de son crime

---

(1) Consult. p. Med, t. II , 36.

avoit tellement frappé son esprit, qu'il mourut dans une espèce de désespoir, croyant voir l'enfer ouvert à ses côtés, prêt à le recevoir. Un enfant de cette ville, âgé de six à sept ans, instruit je crois, par une servante, se pollua si souvent, que la fièvre lente qui survint l'enleva bientôt. Sa fureur pour cet acte étoit si grande qu'on ne put l'en empêcher jusqu'aux derniers jours de sa vie. Lorsqu'on lui représentoit qu'il hâtoit sa mort, il se consoloit en disant qu'il iroit plutôt trouver son père, mort de puis quelque mois.

M. *Miege*, célèbre Médecin de Basle, connu dans le monde savant par d'excellentes dissertations, et à qui sa patrie a l'obligation de l'inoculation, qu'il continue avec autant de succès que d'habileté, m'a communiqué une lettre de M. le Professeur *Stehelin*, nom cher aux lettres, dans laquelle j'ai trouvé quelques observations intéressantes et utiles. J'en réserve quelques-unes pour la suite de cet Ouvrage , où elles seront mieux placées : c'est ici le lieu des deux autres. Le fils de M. *** , âgé de quatorze à quinze ans , est mort de convulsions, et d'une espèce d'épilepsie , dont l'origine venoit uniquement de la masturbation ; il a été traité inutilement par les Médecins les plus expérimentés de notre ville. Je connois aussi une jeune demoiselle de douze à treize ans , qui , par cette détestable manœuvre , s'est attiré une consomption , avec le ventre gros et tendu , une perte blanche , et une incontinence d'urine. Quoique les remèdes l'aient soulagée , elle languit toujours, et je crains des suites funestes.

SECTION III.

Tableau tiré de l'Onania.

DEPUIS la publication de cet Ouvrage, j'ai appris par le canal le plus respectable , que l'on ne devait pas ajouter

une entière créance aux faits de la collection anglaise , et que cette raison ,
quelques calomnies , des obscénités , et
la supposition d'un privilége impérial
avoient fait prohiber la traduction allemande dans l'Empire. Ces motifs m'auroient déterminé à supprimer tout ce
que j'ai tiré de cet Ouvrage ; mais quelques considérations m'ont engagé à le
conserver sous la modification de cet
avis. La première est que quelques-unes
de ces raisons ne regardent que l'édition allemande. La seconde , que , quoiqu'il puisse s'y trouver quelques faits sup-
posés , et que quelques-uns paroissent
même porter ce caractère , il est cependant prouvé que le plus grand nombre
n'est que trop vrai. Enfin , une troisième
considération qui m'a décidé , c'est ce
que je trouve dans la même lettre de
M. *Stehelin*. J'ai reçu , dit-il , une lettre
de M. *Hoffmann* de Mastrich , dans laquelle il me marque avoir vu un masturbateur qui s'étoit déjà attiré une con-

somption dorsale, qu'il traita sans succès, et qui fut guéri par les remèdes de
l'Onania, dont le docteur *Bekkers*, à
Londres, doit être l'Auteur, si bien
guéri, qu'il est redevenu gros et gras, et
qu'il a quatre enfans.

L'Onania Anglais est un vrai cahos,
l'ouvrage le plus indigeste qui se soit
écrit depuis long-tems. On ne peut lire
que les observations ; toutes les réflexions
de l'Auteur ne sont que des trivialités
théologiques et morales. Je ne tirerai de
tout cet ouvrage, qui est assez long,
qu'un tableau des accidens les plus ordinaires, dont les malades se plaignent :
la vivacité, l'expression énergique de la
douleur et du repentir qui se trouvent
dans un petit nombre de lettres, et qui
ne peuvent point se trouver dans l'extrait, ne doivent pas affoiblir l'impression d'horreur que leur lecture inspire,
parce que cette impression dépend des
faits ; et les lecteurs m'auront l'obligation de leur épargner la lecture d'un bien

plus grand nombre d'autres lettres sans tour et sans style. Je rangerai sous six chefs les maux dont se plaignent les malades Anglais, en commençant par les plus fâcheux, ceux de l'ame.

1°. Toutes les facultés intellectuelles s'affoiblissent, la mémoire se perd, les idées s'obscurcissent, les malades tombent même quelquefois dans une légère démence ; ils ont sans cesse une espèce d'inquiétude intérieure, une angoisse continuelle, un reproche de leur conscience si vif, qu'ils versent souvent des larmes. Ils sont sujets à des vertiges ; tous leurs sens, mais sur-tout la vue et l'ouïe s'affoiblissent ; leur sommeil, s'ils peuvent dormir, est troublé par des rêves fâcheux.

2°. Les forces du corps manquent entièrement : l'accroissement de ceux qui se livrent à ces abominations avant qu'il soit fini, est considérablement dérangé. Les uns ne dorment point du tout, les autres sont d'une assoupissement pres-

C

que continuel. Presque tous deviennent
hypocondriaques ou hystériques, et sont
accablés de tous les accidens qui accompagnent ces fâcheuses maladies; tristesse,
soupirs, larmes, palpitations, suffocations,
défaillances. L'on en a vu cracher des
matières calcaires. La toux, la fièvre
lente, la consomption sont les châtimens
que d'autres trouvent dans leurs propres
crimes.

3°. Les douleurs les plus vives sont un
autre objet des plaintes des malades; l'un
se plaint de la tête, l'autre de la poitrine,
de l'estomac, des intestins, de douleurs
de rhumatisme extérieurs, quelquefois
d'un engourdissement douloureux dans
toutes les parties de leur corps, dès qu'on
les comprime le plus légèrement.

4°. L'on voit non-seulement des bou-
fons au visage, c'est un symptôme des
plus communs, mais même de vraies
pustules supurantes sur le visage, dans
le nez, sur la poitrine, sur les cuisses, des
demangeaisons cruelles de ces mêmes

parties. Un des malades se plaignoit même d'excrescences charnues sur le front.

5°. Les organes de la génération éprouvent aussi leur part des misères dont ils sont la cause première. Plusieurs malades deviennent incapables d'érection : chez d'autres, la liqueur séminale se repand au moment du plus léger prurit, et de la plus foible érection, ou dans les efforts qu'ils font pour aller à la selle. Un grand nombre est attaqué d'une gonorrhée habituelle qui abat entièrement les forces, et dont la matière ressemble souvent, ou à une sanie fétide, ou à une muscosité sale. D'autres sont tourmentés par des priapismes douloureux. Les disuries, les stranguies, les ardeurs d'urine, l'affoiblissement de son jet font cruellement souffrir quelques malades. Il y en a qui ont des tumeurs très-douloureuse aux testicules, à la verge, à la vaissie, au cordon spermatique. Enfin, ou l'impossibilité du coït, ou la dépravation de la liqueur génitale, rendent stériles presque tous ceux qui se sont livrés long-temps à ce crime.

6°. Les fonctions des intestins sont quelquefois totalement dérangés , et quelques malades se plaignent de constipations opiniâtres, d'autres d'hémorroïdes ou d'un écoulement de matière fétide par le fondement. Cette dernière observation me rappelle le jeune homme dont parle M. *Hoffmann*, qui , après chaque masturbation , étoit attaqué de la diarrhée, nouvelle cause de la perte de ses forces.

SECTION IV

Observations de l'Auteur.

LE tableau qu'offre ma première observation est terrible; j'en fus effrayé moi-même la première fois que je vis l'infor-tuné qui en est le sujet. Je sentis alors

plus que je n'avois fait encore , la nécessité de montrer aux jeunes gens toutes
les horreurs du précipice dans lequel ils
se jettent volontairement.

L. D***, horloger, avoit été sage ,
et avoit joui d'une bonne santé jusqu'à
l'âge de dix-sept ans : à cette époque, il
se livra à la masturbation , qu'il réitéroit
tous les jours , souvent jusqu'à trois fois ,
et l'éjaculation étoit toujours precédée et
accompagnée d'une légère perte de connoissance , et d'un mouvement convulsif
dans les muscles extenseurs de la tête ,
qui la retiroient fortement en arrière ,
pendant que le col se gonfloit extraordi-
nairement. Il ne s'étoit pas écoulé un an
qu'il commença à sentir une grande foiblesse après chaque acte ; cet avis ne fut
pas suffisant pour le retirer du bourbier :
son ame déjà toute livrée à ces ordures ,
n'étoit plus capable d'autres idées , et les
réitérations de son crime devinrent tous
les jours plus frequentes , jusqu'à ce qu'il
se trouva dans un état qui lui fit craindre

la mort. Sage trop tard, le mal avoit
déjà fait tant de progrès, qu'il ne pouvoit être guéri ; et les parties génitales
étoient devenues si irritables et si foibles,
qu'il n'étoit plus besoin d'un nouvel acte
de la part de cet infortuné pour faire
épancher la semence. L'irritation la plus
légère procuroit sur-le-champ une érection imparfaite, qui étoit immédiatement
suivie d'une évacuation de cette liqueur,
qui augmentoit journellement sa foiblesse
Ce spasme, qu'il n'éprouvoit auparavant
que dans le temps de la consommation
de l'acte, et qui cessoit en même-temps,
étoit devenu habituel, et l'attaquoit souvent sans aucune cause apparente, et
d'une façon si violente, que pendant tout
le temps de l'accès, qui duroit quelquefois quinze heures, et jamais moins de
huit, il éprouvoit, dans toute la partie
postérieure du col, des douleurs si violentes, qu'il poussoit ordinairement, non
pas des cris, mais des hurlemens, et il
lui étoit impossible, pendant tout ce

temps-là, d'avaler rien de liquide ou de
solide. Sa voix étoit devenue enrouée,
mais je n'ai pas remarqué qu'elle le fût
davantage dans le temps de l'accès. Il
perdit totalement ses forces; obligé de
renoncer à sa profession, incapable de
tout, accablé de misère, il languit presque sans secours pendant quelques mois;
d'autant plus à plaindre, qu'un reste de
mémoire, qui ne tarda pas à s'évanouir,
ne servoit qu'à lui rappeler sans cesse
les causes de son malheur, et à l'augmenter de toute l'horreur des remords.
J'appris son état, je me rendis chez lui,
je trouvai moins un être vivant, qu'un
cadavre gisant sur la paille, maigre,
pâle, sale, répandant une odeur infecte,
presqu'incapable d'aucun mouvement. Il
perdoit souvent par le nez un sang pâle
et aqueux, une bave lui sortoit continuellement de la bouche; attaqué de la diarrhée, il rendoit ses excrémens dans son
lit, sans s'en apercevoir, le flux de semence étoit continuel; ses yeux chas-

sieux, troublés, éteints, n'avoient plus la
faculté de se mouvoir ; le pouls étoit
extrêmement petit , vite et fréquent ;
la respiration très-gênée , la maigreur
excessive , excepté aux pieds , qui com-
mençoient à être œdémateux. Le désordre de l'esprit n'était pas moindre ; sans
idées , sans mémoire , incapable de lier
deux phrases , sans réflexion , sans inquiétude sur son sort , sans autre sentiment que celui de la douleur , qui revenoit avec tous les accès au moins tous
les trois jours. Etre bien au dessous de
la brute , spectacle dont on ne peut pas
concevoir l'horreur , on avoit peine à
reconnoître qu'il avoit appartenu autre-
fois à l'espèce humaine. Je parvins assez
promptement, à l'aide des remèdes fortifiants, à détruire ces violens accès spasmodiques , qui ne le rappeloient si cruellement au sentiment que par les douleurs :
content de l'avoir soulagé à cet égard , je
discontinuai des remèdes qui ne pouvoient améliorer son état. Il mourut au

bont de quelques semaines , en juin
1757 , œdémateux par tout le corps,

Tous ceux qui se livrent à cette
odieuse et criminelle habitude , ne sont
pas aussi cruellement punis ; mais il n'en
est point qui ne s'en ressente du plus au
moins. La fréquence des actes , la variété
des tempéramens , plusieurs circonstances étrangères occasionnent des différences considérables. Les maux que j'ai vus
le plus souvent sont , 1°. Un dérangement total de l'estomac , qui s'annonce
chez les uns par des pertes d'appétit ou
par des appétits irréguliers ; chez les
autres , par des douleurs vives , surtout
dans les temps de la digestion , par
des vomissemens habituels , qui résistent à tous les remèdes , tant que l'on
reste dans ses mauvaises habitudes ; 2°.
Un affoiblissement des organes de la respiration , d'où résultent souvent des toux
sèches , presque toujours des enroue-
mens , des foiblesses de voix , des es-
soufflemens des qu'on se donne un mou-

vement un peu violent ; 3°. Un relâchement total du genre nerveux.

Il n'est pas nécessaire de connaître
beaucoup l'économie animale, pour sentir que ces trois causes peuvent produire toutes les maladies de langueur ,
et l'expérience prouve qu'elles les produisent tous les jours. Les premiers accidens qui en résulent, dans les masturbateurs , sont outre ceux que je
viens d'indiquer , une diminution considérable dans les forces , une pâleur
plus ou moins considérable, quelquefois une légère jaunisse , mais continuelle ; souvent des boutons, qui ne
passent que pour faire place à d'autres,
et se reproduire continuellement pour
tout le visage , mais surtout au front,
aux tempes et près du nez ; une maigreur considérable , une sensibilité
étonnante aux changemens de saisons,
surtout au froid , une langueur dans les
yeux ; un affoiblissement de la vue, une
diminution considérable de toutes les

facultés , surtout de la mémoire. « Je
» sens bien., m'écrivoit un patient, que
» cette mauvaise manœuvre m'a dimi-
» nué la force des facultés , et surtout
» la mémoire (1) ». Qui me soit permis
d'insérer ici les fragmens de quelques
lettres qui, réunis, formeront un tableau
assez complet des désordres physiques
que produit la masturbation, et dont la
langue dans laquelle j'écrivois , m'em-
pêcha de faire usage dans la première
édition de cet Ouvrage. « J'eus le malheur, comme bien d'autres jeunes gens
(c'est dans l'âge mûr qu'il m'écrit), de
me laisser aller à une habitude aussi
pernicieuse pour le corps que pour
l'âme ; l'âge , aidé de la raison , a cor-
rigé depuis quelque temps ce misérable
penchant : mais le mal est fait. A l'affection et sensibilité extraordinaire du genre
nerveux , et aux acc.dens qu'elle occasionne , se joignent une foiblesse , un

----

(1) En date du 15 septembre 1755.

mal-aise, un ennui, une détresse qui s'mble m'assiéger comme à l'envi ; je suis miné par une perte de semence presque continuelle ; mon visage devient presque cadavéreux, tant il est pâle et plombé. La foiblesse de mon corps rend tous mes mouvemens difficiles ; celle de mes jambes est souvent telle, que j'ai beaucoup de peine à me tenir debout, et que je n'ose pas me hasarder à sortir de ma chambre. Les digestions se font si mal, que la nourriture se représente aussi en nature, trois ou quatre heures après l'avoir prise, que si je ne venois que de la mettre dans mon estomac. La poitrine se remplit de phlegmes, dont la présence me jette dans un état d'angoisse, et l'expectoration, dans un état d'épuisement. Voilà un tableau raccourci de mes misères, qui sont encore augmentées par la triste certitude que j'ai acquise, que le jour qui suit sera encore plus fâcheux que le précédent ; en un mot, je ne crois pas que jamais

créature humaine ait été affligée de tant
de maux que je le suis. Sans un secours
particulier de la Providence, j'aurais
bien de la peine à supporter un fardeau
si pesant. »

Je lus en frémissant, dans la lettre
d'un autre malade, ces mots terribles,
qui me rappellent ceux de l'Onania. « Si
» la religion ne me retenoit pas, j'aurois
» déjà terminé une vie d'autant plus cru-
» elle, qu'elle l'est par ma propre faute ».
Il n'est point au monde, en effet, d'état
pire que celui de l'angoisse ; la douleur
n'est rien en comparaison, et quand elle
se joint à une foule d'autres maux, il
n'est point étonnant qu'un malade desire
la mort comme son plus grand bien,
et regarde la vie comme un malheur
réel, si l'on peut appeler vie un état
aussi triste.

Vivere quùm nequeàm, fit mihi posse mori ; Dulce
mori miseris, sed mors optata recidit. M.

La description suivante est plus courte.
et moins terrible. « J'ai eu le malheur dès

» ma tendre jeunesse, je crois entre
» huit et dix ans, de contracter cette
» pernicieuse habitude, qui de bonne
» heure, a ruiné mon tempérament ;
» mais sur-tout, depuis quelques an-
» nées, je suis dans un accablement ex-
» traordinaire; j'ai les nerfs extrêmement
» foibles, mes mains sont sans force ;
» toujours tremblantes, et dans une
» sueur continuelle; j'ai de violens maux
» d'estomac, des douleurs dans les bras,
» dans les jambes, quelquefois aux reins
» et à la poitrine, souvent de la toux ;
» mes yeux sont toujours foibles et cas-
» sés; mon appétit est dévorant, et ce-
» pendant je maigris beaucoup, et j'ai
» tous les jours plus mauvais visage ».
L'on verra dans la section du traitement, le succès des remèdes dans ce
cas. Je ne détaillerai pas la cure du
premier, à cause de sa longueur. « La
» nature, écrivoit un troisième, m'ou-
» vrit les yeux sur la cause de la lan-
» gueur dans laquelle je me trouvois,

» et sur le danger de l'abyme où je
» me précipitois, soit par des boutons
» ou vessies qui survenoient à la partie
» qui servoit d'instrument à mon crime,
» soit aussi par la foiblesse que j'éprou-
» vois au milieu du crime même, et qui
» ne me permettoit pas de douter quelle
» étoit sa cause ».

Je pourrois ajouter ici un grand nombre de relations de maladies pour lesquelles j'ai été consulté depuis la seconde édition de cet ouvrage ; mais ce
seroit des répétitions inutiles, et je me
borne à deux ou trois des plus récentes.

Un homme, qui est dans la fleur de
son âge, m'écrivoit, il n'y a que peu
de jours : « J'ai contracté fort jeune une
» affreuse coutume, qui a ruiné ma
» santé, je suis accablé d'embarras et
» de tournoiemens de tête, qui m'ont fait
» craindre l'apoplexie, et pour lesquels
» on m'a saigné ; mais on s'aperçut
» d'abord que l'on avoit eu tort. J'ai
» la poitrine serrée, et par conséquent

» lá respiration gênée; j'ai fréquemment

» des douleurs d'estomac, et je souffre

» successivement presque par tout le

» corps; je suis tout le jour assoupi

» et inquiet : pendant la nuit, mon som-

» meil est troublé et agité, et il ne me

» répare point; j'ai souvent des deman-

» geaisons; je suis pâle, j'ai les yeux

» affoiblis et douloureux, le teint jaune,

» la bouche mauvaise, etc. »

» Je ne puis faire, m'écrivait un se-

» cond, deux cents pas sans me reposer;

» ma foiblesse est extrême : j'ai des dou-

» leurs continuelles dans tout le corps;

» mais sur-tout dans les épaules; je souf-

» fre beaucoup des maux de poitrine;

» j'ai conservé de l'appétit, mais c'est un

» malheur, puisque j'ai des douleurs

» d'estomac dès que j'ai mangé, et que

» je rends tout ce que je mange : si je

» lis une page ou deux, mes yeux se

» remplissent de larmes et me font souf-

» frir; j'ai souvent des soupirs très-

» involontaires. *Filo xylino flaccidus,*

» *veretrum , omnisque erectionis impo-*
» *tens , semen quidem , manu sollici-*
» *tatum , effluere finit , nequaquam vero*
» *ejaculat ; adeo coeterùm imminutum*
» *et retracium ut oculi de sexu vix ju-*
» *dicare possint*». L'on trouvera les détails et les succès du traitement dans la
suite de cet Ouvrage ; je le donnerai ,
parce que c'est le plus affoibli , et le plus
docile des malades que j'ai vus.

Un troisième , qui s'étoit livré à cette
horrible manœuvre, à l'âge de douze ans,
paroissoit plus attaqué dans les facultés
intellectuelles que dans la santé corporelle. « Je sens ma chaleur diminuer sen-
» siblement; le sentiment est considéra-
» blement émoussé chez moi; le feu de l'i-
» magination extrêmement rallenti , le
» sentiment de l'existence infiniment
» moins vif; tout ce qui passe à présent me
» paroît presque un songe ; j'ai plus de
» peine à concevoir , et moins de pré-
» sence d'esprit; en un mot , je me sens dé-
» périr, quoique je conserve du sommeil,

« de l'appétit, et assez bon visage ».

Une suite qui n'est pas rare, c'est l'hypocondrialgie ; et, si les hypocondriaques se livrent à cette pratique, elle empire tous les accidens du mal, et le rend totalement incurable. J'ai vu les inquiétudes, les agitations, les anxiétés les plus cruelles, être l'effet de ces deux causes réunies ; et des observations réitérées m'ont prouvé que, dans les hypocondriaques, qui sont sujets à avoir quelquefois des attaques de délire ou de manie, la masturbation hâte toujours les accès. Le cerveau affoibli par cette double cause, perd successivement toutes les facultés, et les malades tombent enfin dans une imbécilité, qui n'est suspendue que par quelques attaques de frénésies. Les Mémoires des curieux de la nature parlent d'un homme mélancolique, qui, suivant le conseil d'Horace, cherchoit quelquefois à dissiper ses tristesses par le vin, et qui, s'étant trop livré à un autre genre de plaisirs dans les premiers jours d'un se-

cond mariage, tomba dans une manie
terrible, qu'il fallut l'enchaîner (1).

Jakin nous a conservé dans ses Com-
mentaires sur *Rhases*, l'histoire d'un
mélancolique, que des excès dans le
même genre jetèrent dans une consomption accompagnée de manie, qui le tuè-
rent en peu de jours (2).

L'on observe que les paroxysmes épileptiques, accompagnés d'une effusion de liqueur séminale, laissent plus d'épuisement encore, et sur-tout plus d'étourdissement que les autres. Le coït excite
les accès de ce mal dans ceux qui y sont
disposés, et c'est à cette cause que M. Van
Swieten attribue le grand accablement
dans lequel les malades tombent, si les
accès sont fréquens (3). M. *Didier* avoit
connu un Marchand de Montpellier, qui

_____

(1) Decur ann. 4, obs. 166, p. 277.
(2) SCHENCKIUS, l. 1. obs. 2. De m....
p. 152.
(3) Parag. 1077, t. 3. p. 420....

ne sacrifioit jamais à Vénus, sans avoir,
d'abord après, une attaque d'épilepsie (1).

Galien rapporte une observation semblable (2), et *Henri Van Hers* témoi-
gne la même chose (3). J'ai eu occasion de m'en convaincre moi-même.
M. Van Swieten a connu un épileptique qui fut attaqué de l'accès la nuit
de ses noces (4). *M. Hoffmann* connoissoit une femme très-lubrique, qui
avoit le plus souvent un accès d'épilepsie après chaque acte vénérien. L'on
peut placer ici ce que dit M. *Boerhaave*
dans son Traité des maladies des nerfs,
que, dans l'ardeur vénérienne, tous les
nerfs sont affectés, quelquefois jusqu'à
la mort. Il rapporte l'exemple d'une
femme qui tomboit, à chaque coït

(1) Quest. Medic. an epilepsis mercurius vitæ.
(2) De locis affectis, l. 5 , c. 6.
(3) Observationes Medicæ oppidò raræ, obs. 18.
(4) Parag. 1075, t. 3, p. 412.

dans une syncope assez longue , et celui d'un homme qui mourut dans le premier coït, la force du spasme l'avoit jeté sur le champ dans une paralysie totale (1) ; et je trouve , dans l'excellent Ouvrage dont M. *de Sauvages* vient d'enrichir la Médecine , l'observation très-singulière , et peut-être unique , d'un homme qui , au milieu de l'acte , étoit attaqué (et le mal a duré douze ans) d'un spasme qui lui roidissoit tout le corps , avec perte de sentiment et de connoissance. *Ita ut illum , proe oneris impotentiâ , in alteram lecti partem excutere cogeretur uxor , et evacuatio spermatis lenta flaccidoque veretro demum succedebat , remittente corporis rigiditate* (2). Je connois plusieurs faits analogues ; M. *de Haller* en a indiqué

---

(1) De morb. nerv. p. 462.

(2) Nosologia methodica , feu classes morborum ; t. 5 , p. 230.

un grand nombre dans ses remarques
sur les instituts de M. *Boerhaave* (1),
et l'on en trouve plusieurs autres chez
les observateurs.

L'on a vu plus haut que la masturbation procuroit l'épilepsie, et cela arrive
plus souvent peut-être qu'on ne le croit :
est-il étonnant que ces actes rappellent
les accès, comme je l'ai vu plus d'une
fois, dans ceux qui y sont déjà sujets ?
est-il étonnant qu'elle rende cette maladie incurable ?

Cette rigidité totale de tout le corps,
dont parle M. *Boerhaave*, est un des
symptômes les plus rares, je ne l'avois
vue qu'une fois, quand on imprima la
dernière édition de cet ouvrage ; mais
dans le dégré le plus complet. Le mal
avoit commencé par une roideur du
col et de l'épine ; il gagna successivement tous les membres, et je vis cet in-

---

(1) Ad Parag 658, n. f. t. 5, p. 446.

fortuné jeune homme, quelque temps
avant sa mort, ne pouvant avoir d'autre situation que d'être couché à la ren-
verse dans un lit, sans pouvoir remuer
ni les pieds, ni les mains; incapable de
tout autre mouvement, et réduit à ne
prendre d'alimens que ceux qu'on lui
mettoit dans la bouche; il vécut quelques semaines dans ce triste état, et mourut, ou plutôt s'éteignit, presque sans
souffrances.

J'ai vu depuis un autre exemple terrible, de cette rigidité totale et mortelle, qui mérite bien d'être rapporté.
Je fus demandé, le 10 février 1760,
pour voir à la campage un homme de
quarante ans, qui avoit été très-fort et
très-robuste, mais qui avoit fait beaucoup d'excès en femmes et en vin, et
qui s'étoit souvent exercé à ce qu'on
appelle des tours de force. Son mal avoit
commencé il y a avoit plusieurs mois
par une foiblesse dans les jambes, qui
le faisoit chanceler en marchant, comme

s'il avoit trop bu, il tomboit quelquefois, même en se promenant dans la
plaine; il ne pouvoit descendre les dé-
grés qu'avec beaucoup de peine, et il
n'osoit presque plus sortir de son ap-
partement. Ses mains trembloient beaucoup. Il ne pouvoit écrire que quelques
mots avec beaucoup de difficulté, et
il les écrivoit très-mal; mais il dictoit
aisément, quoique sa langue, qui n'a-
voit jamais eu une bien grande volubilité,
commençât à en avoir un peu moins. Sa
mémoire le servoit bien et la seule chose
qui pût faire soupçonner quelque lésion
dans les facultés, c'est qu'il étoit moins
attentif au *jeu de Dames*, et que sa
physionomie étoit assez changée; il
avoit de l'appétit, et il dormoit, mais
il avoit un peu de peine à se retour-
ner dans le lit.

Il me parut que les excès en femmes
et en vin étoient la cause première du
mal, et je pensois que les tours de force
qu'il avoit souvent faits, pouvoient être

la cause de ce que les muscles étoient plus particulièrement attaqués. La saison étoit peu favorable aux remèdes ; mais il falloit cependant chercher à arrêter les progrès du mal ; je lui conseillai des frictions de tout le corps avec de la flanelle, et quelques fortifians ; je me proposai d'en augmenter les doses, et de leur joindre l'usage du bain froid dans le commencement de l'été. Au bout de quelques semaines le tremblement des mains paroissoit un peu diminué. Il y eut une consultation au mois d'Avril : on attribua le mal à ce que le malade avoit écrit pendant quelques mois, il y avoit deux ans, dans une chambre nouvellement récrépie : on employa des bains tièdes, des frictions graisseuses, des poudres qu'on dit être diaphorétiques et antispasmodiques ; il ne survint aucun changement. Au mois de Juin, une seconde consultation décida qu'il iroit prendre les eaux de Leuk en Valais : au retour il avoit plus de tremblement et plus de

D

roideur. Depuis (lors Septembre 1760,
jusqu'au mois de Janvier 1764), je ne
l'ai revu que trois ou quatre fois. En
1762, sur la foi de je ne sais quelle annonce, il fit venir de Francfort les remèdes de *l'Onania* qui n'opérèrent rien.
Il en prit l'année dernière d'un médecin
étranger avec aussi peu de succès. Le
mal a fait, dès le commencement, des
progrès lents, mais journaliers; et, plusieurs mois avant sa mort, il ne pouvoit
plus se soutenir sur ses jambes; il ne pouvoit plus remuer seul les bras ni les
mains; l'embarras de la langue augmenta, et il perdit tellement la voix,
qu'on ne pouvoit l'entendre qu'avec beau-
coup de peine; les muscles extenseurs
de la tête la laissoient continuellement
tomber sur sa poitrine; il avoit toujours
de l'inquiétude dans les reins; le sommeil et l'appétit diminuèrent successivement : les derniers mois de sa vie, il
avoit beaucoup de peine à avaler; depuis
Noel il survint de l'oppression, avec

une fièvre irrégulière, les yeux s'éteigni-
rent singulièrement : il passoit, quand
je le revis, au mois de Janvier, tout le
jour et une grande partie de la nuit sur
un fauteuil, penché en arrière, les jambes étendues sur une chaise, la tête
tombant à chaque instant sur la poitrine,
ayant toujours une personne debout auprès de lui, sans cesse occupée à le changer d'attitude, à lui relever la tête, à
l'alimenter, à lui donner du tabac, à
le moucher, et à écouter attentivement
tout ce qu'il disoit. Les derniers jours de
sa vie, il étoit réduit à prononcer lettré
par lettre, et on les écrivoit à mesure
qu'il les prononçoit.

Voyant que je ne lui donnois aucune
espérance, et que je n'employois que
quelques lénitifs pour l'oppression et la
fièvre, pressé par le désir de vivre, il fit
à un de ses amis, pour venir me la faire
tout de suite, la confidence de la cause
à laquelle il attribuoit tous ses maux,
en lui avouant que c'étoit la masturba-

tion; qu'il avoit commencé cette infamie
il y avoit plusieurs années ; qu'il l'avoit
continuée aussi long-temps qu'il l'avoit
pu, et qu'il avait senti croître ses maux à
mesure qu'il s'y livroit. Il me confirma
cet aveu quelques jours après , et c'est ce
qui l'avoit déjà déterminé à employer les
remèdes de l'Onania.

L'excès dans les plaisirs de l'amour ne
produit pas seulement des maladies de
langueur; il jette quelquefois dans des
maladies aiguës , et toujours il dérange
celles qui dépendent d'une autre cause;
il produit très-aisément la malignité , qui
n'est , selon moi , que le défaut de forces dans la nature. *Hipocrate* nous a déjà
laissé , dans ses histoires des maladies
épidémiques , l'observation d'un jeune
homme qui après des excès vénériens
et vineux , fut attaqué d'une fièvre accompagnée des symptômes les plus
fâcheux , les plus irréguliers et enfin
mortelle (1 .

_____

(1) Epid. l. 3, sect. 3, æg. 16, Foës. p. 1117.

Tout ce que M. *Hoffmann* dit sur cette matière, mérite d'être rapporté. Après avoir parlé du danger des plaisirs de l'amour pour les blessés, il examine celui que courent les personnes qui ont la fièvre en s'y livrant, et il commence par citer une observation de *Fabrice d'Hildenn*, qui dit qu'un homme ayant eu commerce avec une femme, le dixième jour d'une pleurésie qui avoit été terminée le septième par des sueurs abondantes, fut attaqué par une forte fièvre et un tremblement considérable et mourut le treizième jour. Il donne ensuite l'histoire d'un homme de cinquante ans, goutteux, et livré aux femmes et au vin, qui, dans les premiers jours de la convalescence d'une fausse pleurésie, fut attaqué, immédiatement après le coït, d'un tremblement général, avec une rougeur excessive au visage, la fièvre et tous les symptômes de la maladie dont il relevoit ; mais beaucoup plus violemment que la première fois, et il fut dans

un bien plus grand danger. Il parle d'un
homme qui ne se livroit jamais à des excès vénériens sans avoir une fièvre d'ac
cès pendant plusieurs jours. Il finit par
une observation de *Bartholin*, qui vit
un nouveau marié attaqué le lendemain
de ses noces, après des excès conjugaux,
d'une fièvre aiguë, avec un grand abattement, des défaillances, des souleve-
ments d'estomac, une soif immodérée,
des réveries, l'insomnie, beaucoup d'inquiétudes : il guérit par le repos et quelques fortifiants (1).

N. Chesneau vit deux jeunes mariés
attaqués, la première semaine de leurs
noces, d'une violente fièvre continue,
avec une rougeur et un gonflement considérable du visage ; l'un des deux avoit
une violente douleur au croupion : ils
périrent l'un et l'autre au bout de peu de
jours (2).

---

(1) De morb. ex. nim vener. Parag. 20, 21.
(2) Nic. CHESNEAU, obser. medic. lib. quinq.
1, 5, obs. 36, 37.

M. *Vandermonde* décrit une fièvre produite par la même cause, qui fut aussi très-longue et accompagnée des accidens les plus effrayans, mais dont l'issue fut plus heureuse que dans le malade d'*Hypocrate*. Je ne rapporterai pas ici la description qu'il en donne, parce qu'elle est un peu longue; mais je conseille aux Médecins de la lire dans l'ouvrage même qui aujourd'hui se trouve partout; je parlerai plus bas du traitement. M. *de Sauvages* peint cette maladie sous le nom de *fièvre ardente des épuisés*; le pouls est tantôt fort et plein, tantôt foible et petit; les urines sont rouges, la peau sèche et chaude, la soif considérable; ils ont des nausées, et ne peuvent point dormir (1).

J'ai vu, en 1761 et 1762, deux jeunes hommes très-sains, très-forts, très-vigoureux, qui furent attaqués, l'un le lendemain, l'autre la seconde nuit de leurs

____

(1) Nosolog. t. 2, p. 262.

noces, sans aucun frisson, d'une fièvre
très-forte, avec le pouls vîte et dur,
des rêveries, beaucoup de légers mouvemens convulsifs, une inquiétude insoutenable, et la peau très-sèche; le second
avoit beaucoup d'altération et beaucoup
de peine à uriner. Je pensai d'abord que
l'excès du vin pouvoit aussi avoir quelque
part à ces accidens; mais je fus pleine-
ment dissuadé, au moins pour le second.
Ils furent guéris l'un et l'autre au bout
de deux jours; circonstance qui ,
jointe à l'époque de la maladie et à ses
caractères, ne laisse aucun doute sur
sa cause.

De tristes observations m'ont appris
que les maladies aiguës dans les masturbateurs, étaient très-dangeureuses; leur
marche est ordinairement irrégulière,
leurs syptômes bizarres, leurs périodes
dérangées; l'on ne trouve point de ressources dans le tempérament, l'art est
obligé de tout faire; et, comme il ne
procure jamais des crises parfaites, quand

après beaucoup de peine, la maladie est surmontée, le malade reste dans un état de langueur plutôt que de convalescence qui exige une continuation de soins les plus assidus, pour empêcher qu'il ne tombe dans quelque maladie chronique, et je vois que *Fonseca* avoit déjà averti de ce danger. Plusieurs jeunes gens, dit-il, même très-robustes, sont attaqués, après des excès avec les femmes, dans une même nuit, ou d'une fièvre aiguë qui les tue, ou ils tombent dans des maladies fâcheuses, dont il ont beaucoup de peine à guérir; car, quand le corps est affoibli par des excès vénériens, s'il est attaqué par quelque maladie aiguë, il n'y a point de remède (1).

Un jeune garçon, qui n'avoit pas encore seize ans, s'étoit livré à la masturbation avec tant de fureur, qu'enfin, au lieu de sperme, il n'avoit amené que

_____

(1) De sanitate tuendâ, p. 110.

D 2

du sang , dont la sortie fut bientôt suivie
de douleurs excessives , et d'une inflam-
mation de tous les organes de la génération. Me trouvant par hasard à la campagne , on me consulta ; j'ordonnai des ca-
taplasmes extrêmement émoliens , qui
produisirent l'effet que j'en attendois ;
mais j'ai appris depuis qu'il étoit mort
peu de temps après , de la petite vérole ,
et je ne doute point que les atteintes qu'il
avoit portées à son tempérament, par ses
infâmes fureurs , n'aient beaucoup con-
tribué à rendre cette maladie mortelle.
Quel avis aux jeunes gens !

Tous ceux qui ont souvent occasion
de traiter le mal vénérien, savent que ,
dans les sujets usés par la fréquence des
débauches, il devient fréquemment mor-
tel. J'ai vu les plus affreux spectacles en
ce genre.

SECTION V.

Suite de la masturbation chez les femmes.

LES observations précédentes paroissent toutes, si l'on en excepte celle de M. *Stehelin*, regarder principalement les hommes : ce seroit traiter incomplètement cette matière, que de ne pas avertir le sexe, qu'en courant la même carrière de mauvaises œuvres, il s'expose aux mêmes dangers ; que plus d'une fois il s'est attiré tous les maux que je viens de décrire, et que tous les jours les femmes livrées à cette luxure périssent misérablement les victimes. *L'Onania* anglois est rempli d'aveux qu'on ne lit point sans être saisi d'horreur et de compassion ; le mal paroît même avoir plus d'activité dans le sexe, que chez les hommes. Outre tous les symptômes que j'ai déjà rapportés, les femmes sont plus particulèrement exposées à des accès d'hystérie ou de vapeurs affreux, à des jaunisses incurables, à des crampes cruelles de l'estomac et du dos, à de vives douleurs de nez, à des pertes blanches, dont l'âcreté est une source continuelle de douleurs les plus cuisantes; à des chûtes, à des ulcérations de matrice, et à toutes les infirmités que ces deux maux entraînent; à des prolongemens et à des dartres du clitoris, à des fureurs utérines, qui, leurs enlevant à la fois la pudeur et la raison, les mettent au niveau des brutes les plus lascives, jusqu'à ce qu'une mort désespérée les arrache aux douleurs et à l'infamie.

Le visage, ce miroir fidèle de l'état de l'ame et du corps, est le premier à nous faire apercevoir des dérangemens intérieurs. L'embonpoint et le coloris, dont la réunion forme cet air de jeunesse, qui seul peut tenir lieu de beauté, et et sans lequel la beauté ne produit plus

d'autre impression que celle d'une ad-
miration froide ; l'embonpoint, dis-je,
et le coloris disparoissent les premiers,
la maigreur, le plombé du teint, la ru-
desse de la peau leur succèdent immédiatement ; les yeux perdent leur éclat, se
ternissent, et peignent, par leur langueur, celle de toute la machine ; les
lèvres perdent leur vermillon, les dents
leur blancheur, et enfin il n'est pas rare
que la figure reçoive un échec considérable par la déformation totale de la
taille. Le *rachitis*, ce qu'on appelle communément la nonûre, n'est pas une maladie qui, comme l'a écrit le grand
Boerhave, n'attaque jamais depuis l'âge
de trois ans. L'on voit communément
des jeunes gens de l'un et de l'autre
sexe, mais sur-tout parmi les femmes,
qui, après avoir été bien faits jusqu'à 8,
10, 12, 14, même 16 ans, tombent
peu-à-peu dans un dérangement de la
taille par la courbure de l'épine ; et le
désordre devient quelquefois très consi-

dérable. Ce n'est pas ici la place des détails de cette maladie, ni de l'énumération des causes qui la produisent. *Hypocrate* en a déjà indiqué deux (1). J'aurai, peut-être, occasion de communiquer, dans un autre Ouvrage, ce que plusieurs observations m'ont appris là-dessus; mais ce que je dois dire ici, c'est que parmi ces causes, la masturbation occupe un des premiers rangs.

M. *Hoffmann*, avoit déjà dit que les jeunes gens qui se livrent aux plaisirs de l'amour, avant que d'avoir fait leur crue, maigrissoient et décroissoient au lieu de croitre (2); et l'on sent qu'une cause qui peut empêcher l'accroissement, doit à plus forte raison en troubler l'ordre, et produire ces inégalités dans sa marche,

----

(1) Aphor. sec. 6, 46.

(2) De ætate conjugio opportunâ, Parag. 10, supplem. secund. 340. Toute cette dissertation mérite d'être lue, quoiqu'elle pût être mieux faite.

qui contribuent à la maladie dont je parle.

Un symptôme commun aux deux sexes, et que je place dans cet article, parce qu'il est plus fréquent chez les femmes, c'est l'indifférence que cette infamie laisse pour les plaisirs légitimes de l'hymen, lors même que les desirs et les forces ne sont pas éteints : indifférence qui non-seulement fait bien des célibataires, mais qui souvent poursuit jusques dans le lit nuptial. Une femme avoue dans la collection du docteur *Bekkers*, que cette manœuvre a pris tant d'empire sur ses sens, qu'elle déteste les moyens légitimes d'amortir l'aiguillon de la chair. Je connois un homme qui, instruit à ces abominations par son Précepteur, éprouva le même dégoût dans les commencemens de son mariage ; et l'angoisse de cette situation, jointe à l'épuisement dû à ses manœuvres, le jetta dans une profonde mélancolie, qui céda cependant à l'usage des remèdes nervins et fortifiants.

Avant que d'aller plus loin, qu'on me permette d'inviter les pères et les mères à réfléchir sur l'occasion du malheur de ce dernier malade, et il en est plus d'un dans le même cas. Si l'on peut être trompé à ce point dans le choix de ceux à qui l'on confie le soin important de former l'esprit et le cœur des jeunes gens, que ne doit-on pas craindre, et de ceux qui, n'étant destinés qu'à développer leurs talents corporels, sont examinés moins rigoureusement sur les mœurs, et des domestiques qu'on engage souvent sans s'informer s'ils en ont? Le jeune enfant dont j'ai parlé d'après M. Rast, fut instruit au mal, comme on l'a vu, par une servante : la collection angloise est pleine d'exemples pareils; et je ne pourrois produire qu'un trop grand nombre de jeunes plantes perdues par le jardinier auquel on avoit confié le soin de leur tournure. Il est dans cette espèce de culture, des jardiniers des deux sexes. Quels remèdes, me dira-t-on, à ces maux ? La réponse sort de ma sphère, je la ferai courte. Apporter la plus grande attention au choix d'un Précepteur, et veiller sur lui et sur son élève avec cette vigilance qui, dans un père de famille attentif et éclairé, découvre ce qui se fait dans les endroits les plus obscurs de sa maison ; de cette vigilance qui découvre le bois du cerf échappé à tous les autres yeux, et qui est toujours possible, quand on veut fortement l'avoir :

Docuit enim fabula dominum videre plurimum in rebus suis. Phæd.

Ne laisser jamais les jeunes gens seuls avec les maîtres suspects ; empêcher tout commerce avec les domestiques.

Il n'y a pas long-temps qu'une fille âgée de dix-huit ans, qui avoit joui d'une très-bonne santé, tomba dans une foiblesse étonnante ; ses forces diminuoient journellement ; elle étoit tout le jour accablée par l'assoupissement, et la nuit par l'insomnie ; elle n'avoit plus d'appétit, et une enflure œdémateuse s'étoit répandue par tout le corps. Elle consulta un habile Chirurgien , qui après s'être assuré qu'il n'y avoit point de dérangement dans les règles , soupçonna la masturbation. L'effet que produisit sa première question , lui confirma la justesse de son soupçon , et l'aveu de la malade le changea en certitude ; il lui fit sentir le danger de cette manœuvre, dont la cessation et quelques remèdes ont arrêté, en très-peu de jours , les progrès du mal , et produit même quelqu'amendement.

Outre la masturbation ou la fouillure manuelle, il est une autre fouillure qu'on pourroit appeler *clitoridienne* dont l'origine connue remonte jusqu'à la seconde *Sapho* ,

Lesbides , infamem quæ me fecistis , amatæ ;

et qui trop commune parmi les femmes de Rome, à l'époque où toutes les mœurs

s'y perdirent, fut plus d'une fois l'objet
des épigrammes et des satyres de ce siècle :

Leonum ancillas posita Laufella corona
Provocat, et tollit pendentis præmia coxæ.
Ipsa Medullina frictum trissantis adorat.
Palmam inter dominas virtus natalibus æquat (1).

La nature , dans ses jeux , donne à
quelques femmes une demi-ressemblance
aux hommes, qui , mal examinée , a fait
croire pendant bien des siècles à la chi-
mère des hermaphrodites. La taille sur-
naturelle d'une partie très-petite à l'ordinaire , et sur laquelle M. Tronchin a
donné une savante dissertation , opère
tout le miracle , et l'abus odieux de cette
partie, tout le mal. Glorieuses , peut-
être , de cette espèce de ressemblance ,
il s'est trouvé de ces femmes imparfaites
qui se sont emparées des fonctions vi-

---

(1) JUVEN., Sat. 6 , v. 321.

riles (1). Le danger n'est cependant pas moindre que dans les autres moyens de souillures ; les suites en sont également affreuses. Toutes ces routes mènent à l'épuisement, aux langueurs, aux douleurs, à la mort. Ce dernier genre mérite d'autant plus d'attention, qu'il est fréquent de nos jours, et qu'il seroit aisé de trouver plus d'une *Laufella* et d'une *Medullina* qui, comme ces Romaines, estiment assez les dons de la nature pour croire qu'ils doivent faire disparoître les différences arbitraires de la naissance.

L'on a vu souvent des femmes aimer des filles avec autant d'empressement que les hommes les plus passionnés, et concevoir même la jalousie la plus vive contre ceux qui paroissent avoir de l'affection pour elles.

---

(1) Illas dixit Græcia TRIDADES, Gallis discuntur RIBAUDES : monstrum quotidie nascens, et cui eo : confidentiùs sese tradunt cellæ, quod abest fæcunditas, et ut dixit JUVENALIS:

Quod abortivo non est opus.

Il est temps de finir de si tristes détails, je me lasse de peindre les turpitudes et les misères de l'humanité. Je n'accumulerai pas ici un plus grand nombr de faits ; ceux qui me restent trouveront naturellement leur place ailleurs, et je passe à l'examen des causes, après cette observation générale : c'est que les jeunes gens nés avec une constitution foible ont, à parité de crimes, bien plus de maux à redouter, que ceux qui sont nés vigoureux. Aucun n'évite le châtiment; tous ne l'éprouvent pas également sévère. [Ceux sur-tout qui ont à craindre l'hérédité de quelques maladies paternelles ou maternelles, qui sont menacés de la goutte, du calcul, de l'étisie, des écrouelles, qui ont eu quelques atteintes de toux, d'asthme, de crachements de sang, de migraines, d'épilepsie, qui ont du penchant à cette espèce de nonûre dont j'ai parlé plus haut, tous ses infortunés, dis-je, doivent être intimement persuadés que chaque acte de ces débau-

ches porte une forte atteinte à leur constitution , hâte à coup sûr l'apparition des
maux qu'ils craignent , en rendra les
accès infiniment plus fâcheux, et les jet-
tera, à la fleur de leur âge, dans toutes les
infirmités de la vieillesse la plus languissante.

Tartareas vivat constat inite vias.

ARTICLE II.

Les causes.

SECTION VI.

Importance de la liqueur séminale.

COMMENT une trop grande émission
de semence produit-elle tous les maux
que je viens de décrire ? C'est ce que
je dois examiner actuellement. On peut
réduire ces causes à deux , la privation
de cette liqueur , et les circonstances qui

en accompagnent l'émission. Le détail anatomique des organes qui la séparent, les conjectures plus ou moins probables sur la façon dont se fait cette sépa. ration, les observations sur ses qualités sensibles seroient autant d'objets déplacés dans cet Ouvrage. Il ne s'agit ici que de prouver son utilité par les témoignages des Médecins les plus respectables; j'en ai déjà rapporté quelques-uns, et de déterminer ses effets sur le corps. La Section suivante sera destinée à l'examen des effets que doivent produire les circonstances qui accompagnent l'émission.

Hypocrate à cru qu'elle se séparoit de tout le corps, mais sur-tout de la tête. La semence de l'homme vient, dit-il de toutes les humeurs de son corps; elle en est la partie la plus importante. Ce qui le prouve, c'est la foiblesse qu'éprouvent ceux qui en perdent par l'union charnelle, quelque petite que soit la dose qu'ils en perdent. Il y a des veines et des nerfs

qui de toutes les parties du corps vont se
rendre aux parties génitales ; quand celles-ci se trouvent remplies et échauffées,
elles éprouvent un prurit, qui se com-
muniquant dans tout le corps, y porte
une impression de chaleur et de plaisir ;
les humeurs entrent dans une espèce de
fermentation qui en sépare ce qu'il y a
de plus précieux et de plus balsamique,
et cette partie ainsi séparée du reste,
est portée par la moëlle de l'épine aux
organes génitaux. (1) *Galien* adopte ces
idées *Cette humeur,* dit-il , *n'est que la
partie la plus subtile de toutes les autres ; elle a ses veines , ses nerfs qui la
portent de tout le corps aux testicules*
(1). *En perdant la semence ,* dit-il ailleurs, *on perd en même temps l'esprit
vital ; ainsi il n'est point étonnant qu'un
coït trop fréquent énerve , puisqu'il prive*

---

(1) De Genitura , Eooës. p. 231.
(2) De Spermate , l. 1, c. 1, t. 8, p. 135.

le corps de ce qu'il a de plus pur. (1). Le même Auteur nous a conservé, dans son histoire de la Philosophie, les opinions des différens Philosophes anciens sur ce sujet : qu'on me permette de les rapporter ici. *Aristote*, dont les Ouvrages physiques seront estimés tant qu'on connoîtra le prix des observations, le mérite et la difficulté qu'il y a à en ouvrir la carrière, l'appelle *l'excrément du dernier aliment* (ce qui signifie, en termes plus clairs, la partie la plus perfectionnée de nos alimens), *qui a la faculté de reproduire des corps semblables à celui qui l'a produit.* Pythagore dit que c'est *la fleur du sang le plus pur.* Alcmaeon son élève, Physicien et Médecin distingué, l'un des Premiers qui aient connu l'importance de disséquer les animaux, et celui des Philosophes païens qui paroît avoir eu les idées les plus vraies de la

(1) De Semine, l. 1, c. 25, t. 1, p. 1281.

E

nature de l'ame; *Alcmoeon*, dis-je, la
regardoit comme *une portion du cerveau*, et il n'y a que deux ou trois ans,
qu'un Médecin célèbre a adopté et am-
plifié ce systême; il indique les passages
par lesquels le cerveau va aux testicules,
qu'il regarde comme des ganglions, et
non pas comme des glandes, et c'est par
la dissipation du cerveau qu'il explique
tous les phénomènes de l'épuisement vénérien.

Platon envisageoit cette liqueur comme *un écoulement de la moëlle de l'é-
pine*. *Démocrite* pensoit comme *Hypocrate* et *Galien*. *Epicure*, cet homme
respectable, qui a connu mieux que personne, que l'homme n'étoit heureux que
par les plaisirs, mais qui en même-temps
a fixé ces plaisirs par des règles que le
héros chrétien ne désavoueroit pas; *Epicure*, dont la doctrine a été si cruellement
défigurée et dénigrée par les Stoïciens,
que ceux qui ne l'ont connue que par leur
canal, s'y sont laissé surprendre, et ont pris

pour un débauché, dit M. de Fénélon, un homme d'une continence exemplaire, et dont les mœurs ont toujours été réglées ; j'ajouterai dont les principes font la censure la plus sévère des dogmes de ces prétendus sectateurs modernes, qui, ne connoissant de lui que son nom, en abusent indignement pour autoriser des systêmes d'infâmie qu'il abborroit, et dont les sages, qui aiment le vrai, ne doivent pas permettre qu'on déshonore la mémoire, si tant est que des gens perdus puissent déshonorer quelqu'un; *Epicure*, dis-je, regardoit la semence comme *une parcelle de l'ame et du corps*, et fondoit sur cette idée les préceptes qu'il donnoit de la conserver soigneusement.

Quoique plusieurs de ces sentimens diffèrent en quelque chose, tous prouvent combien l'on a cru cette humeur précieuse.

L'on a demandé, est-elle analogue à quelqu'autre humeur ? est-elle la même que ce liquide, qui, sous le nom desprits animaux, parcourt les nerfs, concourt à toutes les fonctions un peu importantes de la machine animale, et dont la dépravation produit une infinité de maux si fréquens et si bizarres? Pour répondre positivement à cette question, il faudroit connoître intimement la nature de ces deux humeurs. Nous sommes loin de ce degré de connoissance, et nous n'avons à proposer que d'ingénieuses et de probables conjectures.

L'on comprend aisément, dit M. Hoffmann, *comment il y a un rapport si étroit entre le cerveau et les testicules, puisque ces deux organes séparent du sang la lymphe la plus subtile et la plus exquise, qui est destinée à donner la force et le mouvement aux parties, et à servir même aux fonctions de l'ame. Aussi il est impossible qu'une dissipation trop abondante de ces liqueurs ne détruise pas les forces de l'ame et du corps* (1). *Le liquide séminal*, dit-il

(1) Même endroit, Cas. 102, p. 293.

ailleurs, *se distribue*, *comme les esprits animaux séparés par le cerveau*, *dans tous les nerfs du corps* : *il paroît être de la même nature* ; *delà vient que plus on en dissipe*, *moins il se sépare de ces esprits*. M. de Gorter est dans la même idée : *le sperme est la plus parfaite et la plus importante des liqueurs animales*, *la plus travaillée*, *le résultat de toutes les digestions* ; *son intime rapport avec les esprits animaux*, *prouve que*, *comme eux*, *elle tire son origine des humeurs les plus parfaites* (1). En un mot, il paraît par ces témoignages, et par une foule d'autres, qu'il seroit difficile de citer que c'est une liqueur extrêmement importante, qu'on

---

(1) De perspic. insensibili, c. 17, parag. 5, p. 219.

En 1720, le Docteur G. A. JACQUES soutint à Paris une thèse sur cette question : An humerum præstantior semen ? et, suivant l'usage, il répondit affirmativement.

pourroit appeler *l'huile essentielle* des
liqueurs animales, ou plus exactement
peut-être, *l'esprit recteur*, dont la dissipation laisse les autres humeurs foibles, et, en quelque façon éventées.

Quelle que soit, dira-t-on, l'importance de cette humeur, puisqu'elle
est séparée des autres, qu'elle est
déposée dans ses réservoirs, de quel usage peut-elle être au corps? L'on accorde
qu'une trop grande évacuation des humeurs, qui circulent actuellement dans les
vaisseaux, qui par-là même fournissent
à la nutrition, telles que le sang, la sé-
rosité, la lymphe, etc. doit affoiblir;
mais il est plus difficile de comprendre
comment une humeur qui ne circule plus,
qui est isolée, peut produire cet effet. Je
réponds d'abord que des exemple semblables, et trop fréquents pour n'être pas
généralement connus, auroient dû prévenir cette objection. Il n'y a personne
qui n'ait vu qu'une évacuation de lait,
pour me borner à celle-ci, quoique mé-
diocre et peu longue, affoiblit à un point

dont les influences se font quelquefois ressentir pendant le reste de la vie, une nourrice dont la santé n'est pas vigoureuse, et que la plus robuste succombe au bout d'un certain terme. La raison en est sensible : en vuidant trop souvent les réservoirs destinés à recevoir quelque liqueur, l'on détermine les humeurs, par une suite nécessaire des loix de la machine, à y affluer en plus grande abondance : cette sécrétion devient excessive ; toutes les autres en souffrent, sur-tout la nutrition, qui n'est qu'une espèce de sécrétion ; l'animal languit et s'affoiblit. Mais, en second lieu, il y a pour la semence une réponse qui n'a pas lieu pour le lait : le lait est une liqueur simplement nutritive dont la trop grande sécrétion ne nuit qu'en diminuant trop la quantité des humeurs : la semence est une liqueur active dont la présence produit des effets nécessaires au jeu des organes, qui cesse si on l'évacue ; une liqueur, par-là même, dont l'émission su-

perflue nuit par un double endroit. Je
m'explique : Il est des humeurs, telles
sont la sueur et la transpiration, qui
abandonnent le corps au moment où elles sont séparées des autres humeurs, et
expulsées des vaisseaux de la circulation.
Il en est d'autres, telles est l'urine ,
qui, après cette séparation et cette expulsion, sont retenues pendant un certain temps dans des réservoirs destinés
à cela, et dont elles ne sortent que quand
elles sont en assez grande quantité pour
exciter sur ces réservoirs une irritation
qui les force méchaniquement à se vui-
der. Il en est de troisièmes, qui sont séparées et retenues, comme les secondes
dans des réservoirs, non point dans la
vue d'être, du moins entièrement éva-
cuées, mais pour acquérir, dans ces réservoirs, une perfection qui les rend
propres a de nouvelles fonctions, quand
elles rentrent dans la masse des humeurs.
Telle est, entre plusieurs autres, la liqueur génitale. Séparée dans les testi-

cules, elle passe de là, par un canal
assez long, dans les vesicules séminales, et est constamment repompée par
les vaisseaux absorbans, et, de proche
en proche, rendue à la masse totale des
humeurs. C'est une vérité que l'on démontre par bien des preuves : une seule
suffit. Dans un homme sain, la séparation de cette liqueur se fait continuellement dans les testicules ; elle se rend
dans ses réservoirs dont l'étendue est très-
bornée, et ne peut peut-être pas en contenir tout ce qui se sépare dans un jour :
cependant il est des hommes continens,
qui n'en évacuent point pendant des années entières. Que deviendroit-elle, si
elle ne rentroit pas continuellement dans
les vaisseaux de la circulation ? Rentrée
qui extrêment facilitée par la structure
de tous les organes qui servent à la séparation, à la route et à la conservation
de cette humeur. Les veines y sont beaucoup plus considérables que les artères,
et cela dans une proportion qui ne se

trouve point aussi grande ailleurs (1).
Aussi il est probable que ce repompement
ne se fait pas seulement dans les vesicules séminales, mais qu'il a déjà lieu dans
les testicules, dans les épididimes, qui
sont une espèce de premier réservoir
adhérent aux testicules, et dans le canal
différent, qui est celui par lequel la
semence va du testicule à la vesicule
séminaire.

Galien avoit su que les humeurs s'en-
richessent de la semence retenüe, quoiqu'il en ignorât le méchanisme. *Tout en
est plein*, dit-il, *chez ceux qui ne com-
mercent pas avec les femmes; l'on n'en*

---

(1) J'adopte, ou je parois adopter ici le systême commun, que les veines ordinaires absor-
bent. Dans le système de M. HUNSTER, qui
croit que l'absorption ne se fait que par les veines
lymphatiques; les parties génitales sont également propres à une très-grande absorption, puisque les vaisseaux de cette espèce y sont très-
abondans.

trouve point chez ceux qui se livrent souvent à ce commerce. Il se donne ensuite beaucoup de peine pour découvrir comment une petite quantité de cette humeur peut donner autant de force au corps; enfin il décide *qu'elle est d'une vertu exquise, et qu'ainsi elle peut communiquer très-promptement de sa force à toutes les parties du corps* (1). Il prouve ensuite, par plusieurs exemples, qu'une petite cause produit souvent de grands effets, et conclut ainsi : *Est-il donc étonnant que les testicules fournissent une liqueur propre à répandre une nouvelle vigueur sur tout le corps? Le cerveau produit bien les sensations et les mouvements, et le coeur donne aux arteres la force de battre.* Je finirai cette section par rapporter ce que dit de la semence l'un des plus grands hommes de ce siècle. *La semence est gardée*

---

(1) De semine, l. 1, c. 34, t. 1, p. 1279.

dans les vésicules séminaires jusqu'à ce que l'homme en fasse usage, ou que les écoulemens nocturnes l'en privent. Pendant tout ce temps-là la quantité qui s'y en trouve, excite l'animal à l'acte vénérien ; mais la plus grande quantité de cette semence, la plus volatile, la plus odorante, celle qui a le plus de force, est repompée par le sang, et elle y produit, en y entrant, des changemens bien surprenans : la barbe, les poils, les cornes ; elle change la voix et les moeurs, car l'âge ne produit pas dans les animaux ces changemens; c'est la semence seule qui les opere, et on ne les remarque jamais dans les eunuques (1).

---

(1) HALLER, prim. lin. phy. parag. 790. L'on peut consulter sur ces matières WHARTON, de glandulis. RUSSEL, de œconomia naturæ in gland. morb. 92. SKMEIDER, de regressu seminis ad massam sanguineam. Supplém. aux actes des Savans de Leipsick, t. 5, p. 252, et une foule d'autres Auteurs phisiologistes.

Comment la semence opère-t-elle ces effets? C'est-là un de ses problêmes dont la solution n'est peut-être pas encore mûre. Ce qu'on peut cependant dire avec beaucoup de probabilité, c'est que cette liqueur est un *stimulus*, un aiguillon qui irrite les parties qu'il touche ; son odeur forte, et l'irritation évidente qu'elle exerce sur les organes de la génération, ne laissent aucun doute là-dessus, et l'on comprend que ces particules âcres étant continuellement repompées et remêlées aux humeurs, aiguillonnent légèrement, mais sans interruption, les vaisseaux, qui, par-là même, se contractent avec plus de force ; la circulation est plus animée ; la nutrition plus exacte ; toutes les autres fonctions se font d'une manière plus parfaite : quand ce secours manque, plusieurs fonctions ne se développent jamais ; c'est le cas des eunuques (1); toutes se font mal.

_____

(1) Ceux qui voudront lire un très-bon ouvrage

Il se présente ici une question assez naturelle ; c'est pourquoi les eunuques n'éprouvent pas les mêmes maux que ceux qui s'épuisent par les débauches vénériennes. Il n'est guère possible de répondre exactement à cette question, qu'à la fin de la section suivante.

SECTION VII.

Examen des circonstances qui accompagnent l'émission.

Il y a plusieurs évacuations qui se font sans qu'on s'en aperçoive : toutes les autres se font dans l'état de parfaite santé, avec une facilité qui fait qu'elles n'ont aucune influence sur le reste de la machine ; le plus léger mouvement dans l'organe qui en renferme la matière, suf-

---

sur ces hommes imparfaits, doivent se procurer WETHOS, *de castratis.*

fit à l'expulsion. Il n'en est pas de même de l'évacuation du sperme. Il ne faut rien moins que des ébranlemens généraux, une convulsion de toutes les parties, une augmention de vîtesse dans le mouvement de toutes les humeurs, pour la déplacer et lui donner issue. Est-ce trop hasarder de dire qu'on peut regarder ce concours nécessaire de toute la machine, au moment de son évacuation, comme une preuve sensible de l'influence qu'il a sur tout le corps? Le coït, dit *Démocrite*, est une espèce d'épilepsie. *C'est*, dit M. de Haller, *une action tres-violente, qui est tres-voisine de la convulsion, et qui, par-là même, affoiblit étonnemment, et nuit à tout le systême nerveux.* L'on a vu, dans les observations que j'ai rapportées plus haut, et dans quelques-unes de celles que j'ai citées, l'émission accompagnée de vraies convulsions, d'une espèce d'épilepsie ; et la même observation fournit les preuves évidentes de l'influence que ces mouvemens

violens eurent sur la santé du malheureux qui en est le sujet. La promptitude
avec laquelle l'affoiblissement suit l'acte,
a paru à bien des gens, et avec raison,
une preuve que ce ne pouvoit être la seule
privation de semence qui l'occasionnoit :
mais ce qui prouve démonstrativement
combien le spasme doit affoiblir , c'est
l'affoiblissement qu'éprouvent tous les
malades qui ont accès de maladies convulsives : celui qui suit les accès d'épilepsie est quelquefois excessif.

Ce n'est qu'au spasme qu'on peut attribuer l'effet que le coït produisit sur
l'*Amman* d'une ville de Suisse , dont *F.*
Platerus nous a conservé l'histoire ; et
qui , s'étant remarié déjà vieux ; fut
saisi, en voulant célébrer ses noces, d'une
suffocation si violente, qu'il fut obligé de
cesser. Le même accident le reprit toutes
les fois qu'il tenta le même essai. Il s'a-
dressa à une foule de charlatans : l'un lui
promit, après lui avoir fait prendre plusieurs remèdes, qu'il n'avoit plus aucun

danger à courir. Il hasarda une nouvelle tentative sur la parole de son Esculape : le succès en fut d'abord le même ; mais plein de confiance, il voulut aller jusqu'au bout, et mourut dans l'acte même, entre les bras de sa femme (1).

Les palpitations violentes qui accompagnent quelquefois le coït, sont aussi un symptôme convulsif. *Hypocrate* parle d'un jeune homme à qui des excès en vin et en femmes avoient occasionné, entr'autres symptômes, des palpitations continuelles (2); et *Doloeus* en a vu un saisi, dans l'acte même, d'une palpitation si violente, qu'il auroit été étouffé, s'il avoit persisté (3). L'on trouve dans *Hoffmann* d'autres faits semblables.

L'observation de l'enfant cité plus haut est encore une preuve qui n'a pas échappé

_____

(1) Felic. PLATERI. Observat. lib. prim. suffocatio ex congressu; p. 174.

(2) Epidem. l. 3, f. 7, æg. 17, Foes. p. 1117.

(3) Encyclop. Medic. l. 2, c. 6, p. 347.

à la sagacité de M. *Rast*, du pouvoir de la cause convulsive, puisqu'à cet âge, il ne pouvoit guère évacuer qu'une humeur des prostates et non point une véritable semence.

Ces remarques ont été saisies par le plus grand nombre des bons Auteurs qui ont écrit sur cette matière. *Galien* paroît les avoir déjà faites. *La volupté elle-même*, dit-il, *affoiblit les forces vitales*. M. *Fleming*, n'a pas omis cette cause dans son beau poëme sur les maladies des nerfs.

Quin etiam nervos frangit quæcumque voluptas (1).

Sanctoris établit positivement que les mouvemens affoiblissent plus que l'émission du sperme; et il est bien étonnant que M. *Gotter*, son commentateur, ait cherché à persuader le contraire. La raison qu'il en donne, en assurant que ces mouvemens n'affoiblissent pas plus que

_____

(1) Neuropathia, l. 1, v. 375.

d'autres mouvemens quelconques, *parce qu'ils ne sont pas convulsifs* , ne persuadera personne. Un exemple , s'il peut en citer un, ne fait pas loi. *Lister* , *Noguez* , *Quincy* , qui ont commenté le même ouvrage avant lui , ne pensent pas comme lui , et ils attribuent une partie du danger à l'affoiblissement que laissent les convulsions. Le coït , dit *Noguez* , est une convulsion ; il dispose les nerfs aux mouvemens convulsifs , et la plus légère occasion les fait naître (1).

J. B. Borelli , l'un des premiers créateurs de la Physiologie , ne les avoit pas envisagés comme M. *Gotter ;* il est positif sur cet article : *Cet acte est accompagné d'une espece d'affection convulsive , qui porte les plus rudes atteintes au cerveau, et à tout le genre nerveux* (2).

M. *Senac* attribue positivement aux nerfs les foiblesses qui suivent le coït. La

_____

(1) Neuropathia , l. 1 , v. 375.
(2) De motu animal , l. 2 , c. 12 , prop. 170.

syncope qui survient quand un abcès s'ouvre dans l'intérieur de l'abdomen, *c'est*, dit-il, *l'action des nerfs qui se mettent alors en jeu. Cela est confirmé par l'abattement ou par la syncope qui suivent l'effusion du sperme; car ce n'est qu'aux nerfs qu'on peut imputer cette défaillance* (1).

M. *Lewis* (2) l'attribue plus à cette cause qu'à l'autre, tout comme *Sanctorius.*

Dès qu'il y a convulsion, le genre nerveux se trouve dans un état de tension, ou plus exactement, dans un degré d'action extraordinaire, dont la suite nécessaire est un relâchement excessif. Tout organe qu'on a monté au-dessus de son ton, retombe au-dessous; par-là même, les fonctions qui en dépendent se font nécessairement mal; et, comme les nerfs

––––––––––––––

(1) Aphor. 4, p. 6.
(2) Traité du cœur, l. 4, c. 12, parag. 3, p. 589.

influent sur toutes, il n'en est point qui n'éprouve quelque dérangement, quand ils sont affoiblis.

Une raison qui contribue aussi à l'affoiblissement du genre nerveux, c'est l'augmentation de la quantité du sang dans le cerveau pendant l'acte vénérien; augmentation bien démontrée, et qui est allée plusieurs fois jusqu'à produire l'apoplexie; l'on en trouve plusieurs exemples dans les observateurs; et *Hoffmann* rapporte celui d'un soldat qui, se livrant à cet acte avec fureur, mourut apoplectique dans le coït même : l'on trouva le cerveau plein de sang. C'est par cette même augmentation de sang, qu'on explique pourquoi ces excès produisent la manie (1). Cette quantité de sang distendant les nerfs, les affoiblit; ils résistent moins aux impressions, et c'est ce qui fait leur foiblesse.

En réfléchissant sur les effets de ces deux causes, l'évacuation de la semence

____

(1) De morb. anim. vener. 17.

et les mouvemens convulsifs, il est aisé
d'expliquer les désordres qui doivent en
résulter dans l'économie animale. L'on
peut les ranger sous trois classes ; la dépravation de digestions, l'affoiblissement
du cerveau et du genre nerveux, le dérangement de la transpiration. L'on verra
qu'il n'est aucune maladie chronique
qu'on ne puisse déduire de cette triple
cause.

Le relâchement dans lequel ces excès
jettent, dérange les fonctions de tous les
organes, dit un des auteurs qui a le mieux
écrit sur la diætétique, et la digestion,
la coction, la transpiration, les autres
évacuations ne se font plus comme il faut;
d'où il résulte une diminution sensible
des forces, de la mémoire, et même de
l'entendement ; un obscurcissement dans
la vue, tous les maux de nerfs, toutes les
espèces de gouttes ou rhumatismes, une
foiblesse étonnante dans le dos, la consomption, la foiblesse des organes de la
génération, des urines sanglantes, un dé-

rangement dans l'appétit, des maux de
tête et un grand nombre d'autres maladies qu'il est inutile de détailler ici ; en
un mot, rien n'abrège tant la vie que
l'abus des plaisirs de l'amour (1).

L'estomac est la partie qui se ressent la
première de toutes les causes qui affoiblissent, et cela parce que c'est celle dont
les fonctions demandent la plus grande
perfection dans l'organe. La plus grande
partie des autres sont autant passives
qu'actives, l'estomac est presqu'entièrement actif : aussi, dès que ses forces
diminuent, ses fonctions se dérangent :
vérité d'observation, qui jointe à la suivante et à la variété des impressions premières et souvent fâcheuses, que ce qu'on
avale produit sur ce viscère, rend raison
de la fréquence, de la bizarrie et de l'o-
piniâtreté de ses maladies. Il est de toutes
les parties du corps, l'une de celles qui

_____

(1) LYNCH guide to health, p. 306.

reçoit le plus grand nombre de nerfs, et dans laquelle, par-la même, ils se distribue une plus grande quantité d'esprits animaux. Ce qui affoiblit l'action des uns, et diminue la quantité où altère la qualité des autres doit donc diminuer la force de ce viscère plus que d'aucun autre et c'est ce qui arrive dans les excès vénériens. L'importance de la fonction, à laquelle il est destiné, fait que dès quelle se fait moins bien, toutes les autres s'en ressentent.

Hujus enim validus firmat tenor omnia membra;
At contra ejusdem franguntur cuncta dolorer (1).

Dès que les digestions se font imparfaitement, les humeurs prennent un caractère de crudité qui les rend impropres à toutes leurs destinations, mais qui empêche sur-tout la nutrition, dont dépend la réparation des forces. Il suffit,

---

(1) Q. Serenus Samm.

pour s'assurer de l'influence générale de l'estomac, d'observer l'état d'une personne qui éprouve une digestion laborieuse: les forces se perdent dans quelques minutes; un mal-aise général rend la foiblesse plus à charge, les organes des sens s'émoussent, l'âme même n'exerce ses facultés qu'imparfaitement, la mémoire, et surtout l'imagination, paroissent anéanties; rien, en un mot, ne rapproche plus un homme d'esprit d'un sot, qu'une digestion pénible.

Une belle observation, rapportée par M. *Payva*, Médecin portuguais, habitué à Rome, répand un grand jour sur l'affoiblissement prodigieux dans lequel les excès de ce genre jette l'estomac.

Quand les desirs vénériens, dit-il, *sont montés chez les jeunes gens à leur plus haut degré, ils éprouvent une espèce de sensation agréable à l'orifice de l'estomac; mais, s'ils satisfont ces*

F

desirs avec trop d'impétuosité et au-delà de leurs forces, ils éprouvent dans ce même endroit une sensation extrémement désagréable et fâcheuse, qu'ils ne peuvent pas exprimer, et ils paient bien cherement leurs exces par la maigreur, le marasme, etc. dans lesquels ils tombent (1).

Arrété avoit déjà connu cette vérité (2), et M. *Boerhaave* emploie les mêmes expressions que M. *Payva* : il ajoute que ce sentiment douloureux se dissipe à mesure qu'ils reprennent leurs forces (3) :

_____

(1) In tentigine ardentissima juvenum inest quid grati in ore ventriculi, in concubitum si ruant salacissimi, et ultra vires tentant opus, tunc in ore ventriculi manet illud ingratissimum amarunque quod exprimere nequent : pœnas et luunt, et pœnitentia dolent : hinc macies, marasmus, etc. G. R. DE PAYVA, de affectu atrabilario mirabiali, etc. p. 27.

(2) De morb. chronic. l. 2, c. 6, stomacus delectationis tristiæque princeps est.

(3) De morb. nervor. p. 454.

il confirme la même chose ailleurs, en y joignant une règle de pratique très-utile ; c'est que, quand il survient des accès d'épilepsie après des excès vené-riens, il faut penser à fortifier les nerfs de l'estomac (1).

2° La foiblesse du genre nerveux, qui dispose à tous les accidents paralyti-ques et spasmodiques, est produite , comme je l'ai déjà dit, par les mouve-ments convulsifs qui accompagnent l'é-mission ; en second lieu par le vice des digestions : dès qu'elles pèchent les nerfs s'en ressentent d'autant plus, que le fluïde qui les pénètre étant le dernier ouvrage de la coction, celui qui la suppose la plus parfaite, quand elle est altérée , il est celui des fluïdes animaux qui en est le plus sensiblement affecté, celui sur lequel la crudité des humeurs a le plus d'influence. Enfin, ce qui augmente cet affoiblissement, c'est l'évacuation

_____

(3) Ibid. pag. 807.

d'une humeur analogue aux esprits animaux , et qu'à raison de cette analogie ,
on ne peut point évacuer sans diminuer
la force du genre nerveux, dont les dou-
tes modestes de quelques grands hommes
qui n'osent affirmer en physique que ce
dont la vérité tombe sous leurs sens , et
les objections de quelques Physiologistes
subalternes ou systématiques , ne m'empêchent pas d'attribuer la force à ces
esprits. D'ailleurs , indépendamment du
dommage qui résulte de cette évacuation
relativement à la quantité d'esprits animaux elle nuit en ce qu'elle prive les vaisseaux de ce léger aiguillonnement que
produit le sperme repompé , et qui contribue si fort à la coction. Elle nuit donc
et en soustrayant une partie d'esprits
animaux , ou au moins d'une humeur
très-précieuse , et en diminuant la coction , sans laquelle ces esprits ne sont
préparés qu'imparfaitement et insuffisam-
ment.

Il y a , entre les maladies de l'estomac

et celles des nerfs , un cercle vicieux.
Les premières font naître les secondes,
et celles-ci une fois formées, contribuent
infiniment à les augmenter. Quand l'observation journalière ne le prouveroit
pas, la seule inspection anatomique de
l'estomac suffiroit pour en convaincre.
La quantité de nerfs qui s'y distribuent,
démontre combien ils sont nécessaires à
ses fonctions, et combien, par-là même,
elles doivent être dérangées quand ils ne
sont pas en bon état.

3°. Enfin, la transpiration se fait moins
bien. *Sanctorius* a même déterminé la
quantité dont elle diminuoit ; et cette évacuation, la plus considérable de toutes,
ne peut pas être supprimée qu'il n'en résulte promptement une foule de symptômes différens.

L'on comprend aisément qu'il n'est
point de maladies qui ne peuvent être
produites par cette triple cause. Je n'entrerai pas dans l'explication de tous les
symptômes particuliers, ce détail pro-

longeroit trop ce petit ouvrage, et n'in-
téresseroit que les Médecins, auxquels
il est inutile : l'on peut voir ce qu'en dit
M. *Gorter* (1)

M. *Clifton Wintringham* a très-bien
détaillé les dangers de cette évacuation,
relativement aux goutteux, et son explication mérite d'être lue (2).

Feu M. *Gunzius* (3), enlevé à la Médecine à la fleur de son âge, a donné
une explication méchanique très-ingé-
nieuse des inconvéniens de ces excès relativement à la respiration ; il parle dans
cet endroit d'un homme qui s'étoit attiré par-là une toux continuelle ; symptôme que j'ai vu chez un jeune homme
qui mourut victime de l'Onanisme. Il
étoit venu à Montpellier pour faire ses
études ; ses excès dans cette infamie le

_____

(1) De perspirat, c. 17, Parag. 8, 12 et aph.
(2) The Works of the late Clifton, WIN-
TRINCEAM, c. 2, p. 85, etc.
(3) Comment. in lib. de humoribus.

jetètent dans l'étisie, et je me rappelle
que sa toux étoit si forte et si continuelle,
que tous ses voisins en étoient incommodés. On le saigna fréquemment dans
la vue, sans doute, d'abréger ses souffrances. Une consultation lui ordonna
d'aller prendre les bouillons de tortue
chez lui (il étoit si je ne me trompe ,
Dauphinois), et lui promit une guérison complète. Il mourut deux heures
après.

Ce qu'on comprend le moins aisément,
ou plutôt ce qu'on ne comprend point du
tout, c'est cet affoiblissement prodigieux
des facultés de l'ame. La solution de ce
problême tient à la question insoluble
pour nous, de l'influence des deux subs-
tances l'une sur l'autre; et nous sommes
réduits à l'observation des phénomènes.
Nous ignorons , et la nature de l'esprit,
et celle du corps ; mais nous savons que
ces deux parties de l'homme sont intimement unies, que tous les changemens
que l'une éprouve sont ressentis par

l'autre : une circulation un peu plus ou
moins vîte, un sang un peu plus ou moins
épais, quelques onces d'alimens de plus
ou de moins, la même quantité d'un aliment plutôt que d'un autre, une tasse
de café au lieu d'un peu de vin, un
sommeil plus ou moins long ou tranquille, une selle un peu plus ou moins
abondante, une transpiration trop forte
ou trop foible, changent du tout au tout
notre façon de voir et de juger les objets :
d'une heure à l'autre, les révolutions de
la machine nous font sentir et penser
très-différemment, et nous font, à leur
gré, de nouveaux principes des vices et
des vertus, tant sont vrais les vers du
premier Satyrique moderne :

Tout, suivant l'intellect, change d'ordre et de rang;
Ainsi c'est la nature et l'humeur des personnes,
Et non la qualité qui rend les choses bonnes.
C'est un mal bien étrange au cerveau des hu-
mains (1).

----

(1) REGNIER, Satyre 5.

Tant est exact le Tableau que *Lucrèce* a tracé de cette union intime.

— Gigni pariter cum corpore, et unâ
Crescere sentimus, pariterque senescere mentem:
Nam velut infirmo pueri teneroque vagantur
Corpore, sic animi sequitur sententia tenuis.
Inde ubi robustis adolevit viribus ætas,
Consilium quoque majus, et auctior est animi vis:
Post ubi jam validis quassatum est viribus ævi
Corpus, et obtusis cecide runt viribus artus;
Claudicat ingenium, delirat linguaque, mensque.
Omnia deficiunt, atque uno tempore de sunt:
Quin etiam morbis in corporis avius errat.
Sæpe animus dementit enim deliraque fatur (1).

L'observation nous apprend également que, de toutes les maladies, il n'y en a point qui affecte l'ame plus promptement que celle du genre nerveux ; les épileptiques, qui, au bout de quelques années, tombent presque ordinairement dans l'imbécillité, en fournissent une triste preuve, qui en même-temps nous

----

(1) De naturâ rerum, l. 3, v. 446.

apprend qu'il n'est point étonnant si des actes qui, comme on l'a dit plus haut, sont toujours légèrement épileptiques, produisent cet affoiblissement du cerveau, et par-là même des facultés.

L'affoiblissement du cerveau et du genre nerveux, est suivi de celui des sens, et cela est naturel. *Sanctorius*, *Hoffmann*, et quelques autres, ont cherché à expliquer pourquoi la vue souffrait plus particulièrement; mais leurs raisons, qui sont vraies, ne me paroissent pas suffisantes. Les principales, et celles qui sont particulières à cet organe, sont la multitude des parties qui composent l'œil, et qui étant toutes susceptibles de différens vices, le rendent infiniment plus sujet à des dérangemens que les autres. Les nerfs, en second lieu, servent ici à plusieurs usages, et sont en très-grand nombre. Enfin, cet afflux d'humeurs sur cette partie pendant le tems de l'acte, afflux dont la sinctillation qu'on aperçoit alors dans les yeux des animaux, forme une

preuve sensible, produit dans les vaisseaux d'abord une foiblesse, et ensuite
des engorgemens, dont la perte de la
vue est une suite nécessaire.

Il est aisé actuellement de répondre à
la question proposée plus haut, pourquoi
les eunuques, qui n'ont point de semence,
ne sont-ils pas exposés aux maladies que
nous venons de décrire.

Il y en a deux raisons très-suffisantes.
La première, c'est que, s'ils ne retirent
pas les avantages que produit cette liqueur, quand elle a été préparée et repompée, d'un autre côté, il ne perdent
point cette partie précieuse du sang destinée à devenir semence. Ils n'éprouvent
pas ces changemens qui sont dus à la
semence préparée, et que j'ai indiqués
plus haut ; mais ils ne doivent pas non
plus être exposés aux maux qui viennent
de la privation de cette humeur non préparée. L'on pourroit, si l'on veut me permettre d'employer les termes des Métaphysiciens, distinguer la semence en *se-*

mence à faire, *semen in potentiâ*; c'est
cette partie précieuse des humeurs, que
les testicules séparent: *et semence faite.
semen in actu.* Si la première ne se sépare pas, la machine manque des secours
qu'elle retire de la semence préparée,
et n'éprouve point les changements qui
en dépendent; mais elle ne s'appauvrit
pas; elle n'acquiert pas, mais elle ne perd
pas; on reste dans l'état d'enfance. Quand
la semence se sépare et s'évacue, c'est
alors une privation, un appauvrissement
réel. La seconde raison, c'est que les
eunuques n'éprouvent point ce spasme
auquel j'ai attribué une grande partie des
maux qui suivent ces excès.

Les accidents qu'éprouvent les femmes, s'expliquent tout comme ceux des
hommes. L'humeur qu'elles perdent
étant moins précieuse, moins travaillée
que le sperme de l'homme, sa perte ne
les affoiblit peut-être pas aussi promptement : mais, quand elles vont jusqu'à
l'excès, le genre nerveux étant plus foi-

ble chez elles, et naturellement plus disposé au spasme, les accidents sont plus violents. Des excès subits les jettent dans des accidents analogues à celui d'un jeune homme dont j'ai parlé plus haut, page 38, et j'ai été le témoin d'un triste spectacle en ce genre. En 1746, une fille, âgée de vingt-trois ans, défia six dragons Espagnols, et soutint leurs assauts, pendant toute une nuit, dans une maison aux portes de Montpellier. Le matin, on l'apporta en ville, mourante : elle expira le soir, baignée dans son sang, qui ruisseloit de la matrice. Il eût été intéressant de s'assurer si cette hémorragie étoit la suite de quelque blessure, ou si elle ne dépendoit que de la dilatation des vaisseaux, produite par l'action augmentée de cet organe.

SECTION VIII.

Causes de danger particulières à la masturbation.

L'ON a vu plus haut que la masturbation étoit plus pernicieuse que les excès avec les femmes. Ceux qui font intervenir par-tout une providence particulière, établiront que la raison en est une volonté spéciale de Dieu, pour punir ce crime. Persuadé que les corps ont été astreints, dès leur création, à des lois qui en régissent nécessairement tous les mouvemens, et dont la divinité ne change l'économie que dans un petit nombre de cas réservés, je ne voudrois avoir recours aux causes miraculeuses, que quand on trouve une opposition évidente avec les causes physiques. Ce n'est point le cas ici : tout peut très-bien s'expliquer par les lois de la méchanique du corps, et par celles de son union avec l'ame. Cette habitude de recourir aux causes surnaturelles, a déjà été combattue par *Hypocrate*, qui, en parlant d'une maladie que les Scythes attribuoient à une punition particulière de Dieu, fait cette belle réflexion : *Il est vrai que celle maladie vient de Dieu ; mais elle en vient comme toutes les autres : elles n'en viennent pas plus les unes que les autres : parce que toutes sont une suite des lois de la nature, qui régit tout* (1).

Sanctorius, dans ses observations, nous fournit une première cause de ce danger particulier. *Un coït modéré est utile*, dit-il, *quand il est sollicité par la nature : quand il est facilité par l'imagination, il affoiblit toutes les facultés de l'âme, et sur-tout la mémoire* (2). Il est aisé d'expliquer pourquoi. La

---

(1) De ære locis et aquis. FOESIUS, p. 293.
(2) Sect. 6, aphor. 35.

nature, dans l'état de santé, n'inspire
des desirs que quand les vésicules séminales sont remplies d'une quantité de liqueur qui a acquis un degré d'épaississ-
sement qui en rend la résolution plus
difficile ; et cela dénote que son évacuation n'affoiblira pas le corps sensiblement. Mais telle est l'organisation des
parties génitales, que leur action et les
desirs qui la suivent sont mis en jeu,
non-seulement par la présence d'une
humeur séminale surabondante, mais
que l'imagination a aussi beaucoup d'influence sur ces parties; elle peut, en
s'occupant des desirs, les mettre dans
cet état qui les produit, et le desir conduit
à l'acte, qui est d'autant plus pernicieux
qu'il étoit moins nécessaire. Il en est de
l'organe de ce besoin comme de ceux
de tous les autres, qui ne sont mis en
jeu à propos que quand ils le sont par
la nature. La faim et la soif indiquent le
besoin de prendre des aliments et de la
boisson : si l'on en prend plus que ces

sensations n'en exigent, le surplus nuit
au corps et l'affoiblit. Le besoin d'aller
à la selle et d'uriner, sont également
marqués par de certaines conditions
physiques; mais la mauvaise habitude
peut si fort pervertir la constitution des
organes, que la nécessité de ces évacuations cesse d'être dépendante de la
quantité des matières à évacuer. L'on
s'assujettit à des besoins sans besoin;
et tel est le cas des masturbateurs. C'est
l'imagination, l'habitude, et non pas
la nature, qui les sollicitent. Ils sous-
traient à la nature ce qui lui est nécessaire, et ce dont par-là même elle se
gardoit bien de se défaire. Enfin, en
conséquence de cette loi de l'économie
animale, que les humeurs se portent là
où il y a une irritation, il se fait au bout
d'un certain temps un afflux continuel
d'humeurs sur ces parties; il arrive ce
qu'*Hypocrate* avoit déjà observé : *quand
un homme exerce le coït, les veines sé-*

minales se dilatent, et attirent la semence (1).

On peut remarquer ici que l'Onanisme
a un danger particulier pour les enfants,
avant le temps de la puberté : il n'est
pas commun, heureusement, de trouver
des monstres de l'un ou de l'autre sexe,
qui en abusent avant cette époque; mais
il ne l'est que trop, qu'ils abusent d'eux-
mêmes : un grand nombre de circonstances les éloigne d'un commerce débauché ou le modèrent ; une débauche
solitaire ne trouve point d'obstacle, et
n'a point debornes.

Une seconde cause, c'est l'empire que
cette manœuvre odieuse prend sur les
sens et qui est bien peint dans l'*Onania
Anglois. Cette impudicité*, dit-il, *n'a
pas plutôt subjugué le coeur, qu'elle poursuit le criminel par-tout; elle s'en saisit,
l'occupe en tout temps et en tout lieu,
au milieu des occupations les plus sé-*

---

(1) De naturâ pueri, text. 22, Eœs, p. 242.

rieuses, des actes de religion même, il est en proie aux désirs et aux idées lascives qui ne l'abandonnent jamais (1). Rien n'affoiblit autant que cette tension continuelle de l'esprit, toujours occupé du même objet. Le masturbateur, uniquement livré à ses méditations orduriéres, éprouve à cet égard les mêmes maux que l'homme de lettres qui fixe les siennes sur une seule question : et il est rare que cet excès ne nuise pas. Cette partie du cerveau, qui se trouve alors en action, fait un effort qu'on pourroit comparer à celui d'un muscle long-temps et fortement tendu : il en résulte, ou une telle mobilité, qu'on ne peut plus arrêter le jeu de cette partie ni

---

(1) Page 18. L'on trouve un très-beau morceau sur la force et les dangers des habitudes voluptueuses, dans le nouveau traité de M. Pujati, Professeur à Padoue, et célèbre dès long-temps par d'excellens ouvrages. De victu fabriciatum, p. 62.

par-là même détourner l'ame de cette
idée, c'est bien le cas des masturbateurs,
ou une incapacité d'action. Epuisés enfin par une fatigue continuelle, ces malades tombent dans toutes les maladies
du cerveau, mélancolie, catalepsie, épilepsie, imbécillité, perte des sens, foiblesse du genre nerveux, et une foule de
maux semblables (1). Cette cause fait
un tort infini à plusieurs jeunes gens, en
cé que, lors même que leurs facultés ne
sont pas encore éteintes, l'usage en est
perverti. Quelle que soit la vocation à
laquelle ils se vouent, on ne réussit à
rien sans un degré d'attention, dont
cette habitude pernicieuse les rend incapables. Parmi ceux mêmes qui ne se
vouent à rien (cette classe n'est que trop
nombreuse), il en est qui n'y sont pas
propres; un air de distraction, d'embarras, d'étourdissement, n'en fait que des

---

(1) Voyez GAUBII. Institutiones pathologicæ,
Parag. 529.

oisifs déplaisants. Je pourrois en citer, que cette incapacité de se fixer, jointe à la diminution des facultés, a mis hors d'état d'être jamais rien dans la société. Triste état qui met l'homme au-dessous de la brute, et qui le rend, à juste titre, l'objet du mépris, plus encore que de la pitié de ses semblables.

De ces deux premières causes, il en résulte nécessairement une troisième ; la fréquence des mêmes actes ; l'ame et le corps concourent, dès qu'une fois l'habitude a pris un peu de force, pour solliciter à ce crime. L'ame, obsédée par les pensées immondes, excite les mouvemens lascifs ; et, si elle est distraite quelques momens par d'autres idées, les humeurs âcres, qui irritent les organes de la génération, la rappellent bientôt au bourbier. Que ces vérités d'observation seroient propres à arrêter les jeunes gens, s'ils pouvoient prévoir qu'ici un premier faux pas en entraîne un autre ; qu'ils sont presque maîtrisés

par la tentation ; qu'à mesure que les motifs de séduction augmentent, la raison,
qui devroit les contenir, s'affoiblira, et
qu'enfin ils se trouveront en peu de temps,
plongés dans une mer de misère, sans
avoir peut-être un bout de planche pour
les aider à s'en tirer ! Si quelquefois les
infirmités commençantes leur donnent
de forts avis, si le danger les effraie pour
quelques momens, la fureur les replonge.
L'on peut bien dire :

Virtutem videant, intabescantque relictâ. PERS.

Cependant le danger est proche, et le
temps opportun de l'amendement est
court.

..... Cinis et manes et fabula fies.
Vive memor lethi, fugit hora, hoc quod loquor
inde est. PERS.

Pendant que j'étudiois en Philosophie
à Genève, temps dont le souvenir me
sera cher le reste de mes jours, un de
mes condisciples étoit venu à cet état

horrible, qu'il n'étoit pas le maître de s'abstenir de ces abominations, même pendant le temps des leçons : il n'attendit pas long-temps son châtiment, et il périt misérablement de consomption, au bout de deux ans. On trouve un fait semblable dans l'*Onania*. (1) L'ingénieux Auteur qui a fourni l'extrait de l'édition latine de cet Ouvrage, dans l'excellent Journal latin qui paroissoit à Berne il y a quatre ans, raconte, à propos de cette observation, que tout un Collége trompoit quelquefois par cette manœuvre l'ennui, et cherchoit à éviter un sommeil que leur inspiroient les leçons d'une métaphysique scholastique, qu'un très-vieux Professeur leur faisoit en dormant (2); mais cette historiette me paroît moins prouver ce que j'avance, que l'horrible

---

(1) Page 129.

(2) Excerptum totius Italicæ et Helveticæ litteraturæ pro. ann. 1759, t. I, p. 93.

dissolution dans laquelle les jeunes gens peuvent tomber.

Le même auteur vient de faire imprimer, dans un Ouvrage que je n'ai pas l'avantage de pouvoir lire, mais qu'un excellent Juge met à côté des meilleures productions de ce siècle, ce qui suit. On a découvert, il y a quelques années dans une ville, qu'une société entière de garnemens de quatorze à quinze ans, s'étoit réunie pour la pratique de ce vice, et toute une école en est encore infectée (1)

La santé d'un jeune Prince se perdoit journellement, sans qu'on pût en découvrir la cause. Son chirurgien le soupçonna, l'épia, et le surprit en flagrant délit. Il avoua qu'un de ses va-

---

(1) De l'Expérience, en Allemant, par M. Zimmermann, t. 2, p. 400. Je tire ce fragment de ceux que son amitié pour moi l'a engagé à traduire en ma faveur; presque tous les autres orneront un Ouvrage qui ne tardera pas à suivre celui-ci.

lets-de-chambre l'avoit instruit, et qu'il étoit retombé souvent. L'habitude étoit si forte, que les considérations les plus pressantes, présentées avec force, ne purent pas la déraciner. Le mal alloit en empirant; ses forces se perdoient journellement, et on ne put le sauver qu'en le faisant garder à vue jour et nuit, pendant plus de huit mois.

Un malade me peignoit vivement les difficultés de la victoire, dans une de ses lettres. « Il faut bien des efforts, » *ce sont ses termes*, pour vaincre l'ha- » bitude qui nous est rappelée à chaque » instant. Je vous l'avoue en rougissant, » la vue d'un objet féminin, quel qu'il » soit, fait naître chez moi des desirs. » Je n'ai pas même besoin de ce se- » cours; ma sale ame n'est que trop » portée à me représenter sans cesse des » objets de concupiscence. Cette pas- » sion ne s'allume plus chez moi : il est » vrai que je me rappelle en même- » temps tous vos avis : je combats; mais

G

» ce combat même m'épuise. Si vous
» pouviez trouver les moyens de dé-
» tourner mes pensées de cet objet, je
» crois que ma guérison seroit bien
» proche »

L'on a déjà vu dans l'extrait de l'*O-
nania*, que la réitération fréquente, avoit
produit la fureur utérine chez une femme.
L'habitude de n'être occupé que d'une
idée, rend incapable d'en avoir d'autres;
elle prend l'empire, et régne despoti-
quement : des organes sans cesse irrités,
contractent une disposition morbifique,
qui devient un aiguillon toujours présent, indépendant de toute cause externe.
Il y a des maladies des parties urinaires,
qui donnent une envie continuelle d'u-
riner; l'irritation réitérée des organes de
la génération, y produit une maladie analogue. Il n'est point étonnant si le concours de ces deux causes, morale et physique, réunies, jette dans cette horrible
maladie. Que cette idée est propre à
effrayer salutairement les personnes chez

lesquelles il y a encore quelques ves-
tiges de raison et de pudeur !

Une quatrième cause de l'épuisement
des masturbateurs, c'est qu'indépendamment même des émissions de semence,
la fréquence des érections, quoiqu'imparfaites, dont ils se plaignent, les épuise
considérablement. Toute partie qui est
dans un état de tension, produit une dé-
pense de forces, et ils n'en ont point à
perdre; les esprits s'y portent en plus
grande abondance; ils se dissipent, ce
qui affoiblit; ils manquent aux autres fonctions, qui, par-là même se font imparfaitement ; le concours de ces deux
causes a les suites les plus dangereuses.
Un autre accident auquel cette quatrième caus rend les masturbateurs plus
sujets, c'est une espèce de paralysie des
organes de la génération, d'où naissent
l'impuissance, par le défaut d'érection,
et la gonorrhée simple , parce que les
parties relâchées laissent échapper la
véritable semence , à mesure qu'elle ar-

rive, et suinter continuellement l'humeur que séparent les prostates; et qu'enfin toute la membrane intérieure de l'u-
rêtre acquiert une disposition catarreuse,
qui la dispose à fournir un écoulement de
même nature que celle des pertes blanches des femmes : disposition, pour le
dire en passant, moins rare qu'on ne
pense, qui n'est point bornée à la membrane qui revêt les narines, la gorge, le
poumon, mais qui attaque souvent tous
les viscères creux; qu'on méconnoît,
parce qu'on ne la soupçonne pas, et
qu'on traite mal, parce qu'on la méconnoît. Il seroit aisé de trouver, dans les
Observateurs, des exemples de cette
maladie traitée pour un autre.

Un habile Chirurgien me parloit un
jour d'un homme qui, livré par une
espèce de goût singulier, aux Vénus du
plus bas étage, ne les connaissant guère
que dans les coins des rues, et debout,
tomba dans l'épuisement accompagné
des maux de reins les plus cruels, et d'une

atrophie ou déséchement des cuisses, et des jambes, joint à une paralysie de ces parties, qui paroissoit être une suite de l'attitude dans laquelle il s'étoit livré à ses sales voluptés. Il mourut, après avoir gardé six mois le lit, dans un état également propre à inspirer la pitié et l'effroi. Cette observation ne fournit-elle pas une cinquième cause des dangers ordinairement particuliers à la masturbation? Quand on perd ses forces par deux moyens à la fois, l'affoiblissement augmente bien considérablement. Une personne qui est debout ou assise a besoin, pour se maintenir dans ces situations, sur-tout dans la première, de faire agir un grand nombre de muscles; et cette action dissipe les esprits animaux. Les personnes foibles, qui ne peuvent pas se tenir un instant debout sans éprouver une foiblesse; les malades, qui ne peuvent pas être assis sans éprouver le même accident, le prouvent bien évidemment. Pour être couché ou étendu, il

ne faut point cet emploi de force. L'on
sent par-là même que le même acte,
dans les unes ou dans les autres de ces
attitudes, produira bien plus d'affoiblissement dans les premiers que dans le
dernier cas; et *Sanctorius* avoit déjà
indiqué le danger de cette attitude :
usus coïtus stando, lœdit; nam musculos
et eorum utilem perspirationem dimi-
nuit.

D'autres observations, bien constatées,
fournissent une sixième cause, qui pa-
roîtra peut-être bien foible, mais que
des physiciens éclairés ne croiront pas
volontiers nulle. Tous les corps vivans
transpirent ; il s'exhale à chaque instant, par la moitié peut-être des pores
de notre peau, une humeur extrêmement ténue, et qui est beaucoup plus
considérable que toutes nos autres évacuations. Dans le même temps une autre
espèce de pores admet une partie des
fluides qui nous environnent, et les
portent dans nos vaisseaux. Ce sont

des torrens invisibles, pour me servir
de l'heureuse expression de M. *Senac*,
qui sortent de notre corps, et qui y entrent (1). Il est démontré que, dans
quelques cas cette inspiration est très-
considérable. Les personnes fortes expi-
rent plus; les foibles qui n'ont presque
point d'atmosphère propre , inspirent
davantage ; et cette partie expirée, ou
cette transpiration des personnes bien
portantes , contient quelque chose de
nourricier et de fortifiant, qui , inspiré
par une autre, contribue à lui donner
de la vigueur. Ce sont ces observations

---

(1) L'on peut voir la démonstration de cette
vérité dans l'endroit que je cite , l. 362, parag. 7,
du Traité du Cœur ; ouvrage qui n'auroit rien
laissé à desirer, si son illustre Auteur, en annon-
çant une seconde édition , ne nous avoit pas appris
qu'il pouvoit le rendre encore meilleur. Un grand
homme peut se surpasser lui-même, et voir un
point de perfection que les autres ne desirent même
pas.

qui expliquent comment la jeune fille
qui couchoit avec David lui donnoit des
forces ; comment cette même tentative
a réussi à d'autres vieillards, à qui on
l'a conseillé ; pourquoi cela affoiblit la
jeune personne, qui perd sans rien recevoir, ou plutôt qui reçoit des exhalaisons foibles, corrompues, putrides,
qui lui nuisent. L'on transpire plus dans
le temps du coït que dans un autre ;
parce que la force de la circulation est
augmentée. Cette transpiration est peut-
être plus active, plus spiritueuse que
dans tout autre temps ; c'est une perte
réelle que l'on fait, et qui a eu lieu,
de quelque façon que se fasse l'émission
du sperme, puisqu'elle dépend de l'agi-
tation qui l'accompagne. Dans le coït,
elle est réciproque, et alors l'un inspire
ce que l'autre expire. Cet échange est
mis hors de doute par des observations
sûres. J'ai vu, il n'y a pas long-temps,
un homme qui n'avoit aucune gonorrhée,
ni aucun symptôme vérolique cutané ;

donner la maladie vénérienne à une femme, qui, dans le même instant, lui rendit la galle en échange. L'un dans ce cas, compense les pertes de l'autre. Dans celui de la masturbation, le masturbateur perd et ne recouvre rien.

En observant l'effet des passions, on découvre une septième différence entre ceux qui se livrent aux femmes, et les masturbateurs; différence qui est toute au désavantage de ces derniers. La joie qui tient à l'ame, et qu'il faut bien distinguer de cette volupté purement corporelle que l'homme partage avec l'animal, et dont elle diffère du tout au tout, cette joie, dis-je, aide les digestions, anime la circulation, favorise toutes les fonctions, rétablit les forces, les soutient. Si elle se trouve réunie avec les plaisirs de l'amour, elle contribue à réparer ce qu'ils peuvent ôter de force, et l'observation le prouve. *Sanctorius* l'a remarqué. *Apres un coït excessif*, dit-il, *avec une femme qu'on aimoit et qu'on desi-*

G 2

roit, *l'on n'éprouve pas la lassitude qui devroit être la suite de cet excès*, *parce que la joie que l'ame éprouve, augmente la force du cœur. favorise les fonctions, et répare ce qu'on a perdu.* C'est sur ce principe que *Venette*, dans l'ouvrage duquel on trouve un bon chapitre sur le danger des plaisirs de l'amour poussés à l'excès, établit que l'union avec une belle femme épuise moins qu'avec une laide. *La beauté a des charmes qui di-latent notre cœur, et qui en multiplient les esprits. Il faut croire, avec Saint Chrysostome, que, s'excitant contre les loix de la nature, le crime est beau-coup plus grand de ce côté-là que de l'autre.* Et peut-on douter que la nature n'ait attaché plus de joie aux plaisirs pro-curés par les moyens qui sont dans ses voies, qu'à ceux qui y répugnent?

Une huitième et dernière cause qui augmente les dangers de la masturbation, c'est l'horreur des regrets dont elle doit être suivie, quand les maux ont désillé les yeux sur le crime et sur ses dangers.

Loin des plaisirs que le remords doit suivre.

Miseri quorum gaudia crimen habent.

Et s'il en est qui soient dans ce cas , ce sont les masturbateurs. Quand le voile est tombé , le tableau de leur conduite se présente sous les faces les plus hideuses ; ils se trouvent coupables d'un crime dont la Justice divine ne voulut pas surseoir la punition , et qu'elle punit sur le champ de mort , d'un crime réputé très-grand crime chez les païens même :

Hoc nihil esse putas ! scelus est , mihi crede , sed ingens
Quantum vix animo concipis ipse tuo. MART.

La honte qui les suit augmente infiniment leur misère. Tel est le dégré de débordement dans quelques endroits que les débauches avec les femmes n'y sont presque regardées que comme un usage; les plus coupables sur cet article n'en font pas mystère, et ne se doutent pas

même qu'ils puissent en être plus mé-
prisés. Quel est le masturbateur qui ose
avouer son infamie ? Et cette nécessité
de s'envelopper des ombres du mystère,
ne doit-elle pas être , à ses propres yeux
une preuve du crime de ces actes ? Combien n'en est-il pas qui ont péri pour
n'avoir jamais osé révéler la cause de
leurs maux ? On lit dans plusieurs lettres
de l'Onania : *J'aimerois mieux mourir
que de paroître devant vous après un tel
aveu.* L'on est , en effet , et l'on doit être
infiniment plus porté à excuser celui qui,
séduit par ce penchant que la nature a
gravé dans tous les cœurs , dont elle se
sert pour conserver l'espèce , n'a de tort
que celui de ne pas s'arrêter au point
limité par la loi ou par la santé : c'est un
homme emporté par la passion qui s'oublie ; l'on est bien plus porté à le justifier
que celui qui pêche en violant toutes les
loix , en renversant tous les sentiments,
toutes les vues de la nature. Sentant
combien il devroit être en horreur à la

société, s'il en étoit connu, cette idée doit le boureler sans cesse. *Il me semble*, me marquoit un de ces criminels, dans la même lettre dont j'ai cité un fragment plus haut, *que chacun lit sur mon visage l'infâme cause de mon mal, et cette idée me rend la compagnie insoutenable.* Ils tombent dans la tristesse et dans le désespoir : on en a vu des exemples dans la quatrième section de cet Ouvrage ; et ils éprouvent tous les maux qu'entraîne une tristesse soutenue, sans avoir, ce qui est affreux pour un criminel, aucun prétexte de justification, aucun motif de consolation. Et quels sont ces effets de la tritesse ? Le relâchement des fibres, le ralentissement de la circulation, l'imperfection des digestions, le manque de nutrition, les obstructions occasionnées par ces resserrements, qui parroissent être l'effet le plus particulier de la tristesse ; ces épanchemens d'humeurs qui sont une suite des resserremens : *les couloirs du foie se ferment,* dit M. de SENAC; *et la bille se répand partout le corps;* les spasmes, les convulsions, les paralysies, les douleurs, l'augmentation de l'angoisse à l'infini; tous les accidents qui peuvent être une suite de ceux-ci.

Il est inutile de m'étendre davantage sur les dangers particuliers à la masturbation, ils ne sont que trop réels et trop démontrés : je passe aux moyens de guérison.

ARTICLE III.

La curation.

SECTION IX.

Moyens de guérison proposés par les autres Médecins.

IL y a quelques maladies dans lesquelles on est presque sûr du succès des remèdes. Celles qui sont les suites des épuisemens vénériens, et, à plus forte raison, de la masturbation, n'entrent pas dans cette classe ; et le pronostic qu'on peut en faire ; quand elles sont parvenues à un certain degré, n'a rien que d'effrayant. *Hypocrate* a annoncé la mort. *C'est une misérable maladie*, dit M. BOERHAAVE: *je l'ai vue souvent, je n'ai jamais pu la guérir* (1). M *Van Svienten* traita sans succès, pendant trois ans, le malade dont il parle. J'ai vu mourir misérablement de cette maladie. Il y a d'autres malades que je n'ai pas même pu soulager. Cependant ces exemples ne doivent pas décourager : l'on en a de plus heureux. Il s'en trouve dans la collection de l'Onania, dans les observations des Médecins: ma propre pratique m'en en fourni quelques-uns.

Dans le même endroit où *Hypocrate* donne la description de la maladie, telle

(1) Leçons sur les Instituts, Parag. 776.

que je l'ai rapportée plus haut, il indique la curation. « Quand le malade se
» trouve dans cet état, dit-il, faites-lui
» des fomentations par tout le corps,
» ensuite donnez-lui un remède qui le
» fasse vomir, après cela un autre qui
» purge la tête, ensuite un qui purge par
» en bas. Il faut entreprendre cette cure,
» sur-tout au printemps. Après les pur-
» gatifs, l'on donne le petit lait, ou le
» lait d'ânesse ; après cela le lait de
» vache pendant quarante jours. Pen-
» dant qu'il boira le lait, il ne mangera
» point de viande, et on lui donnera le
» soir une bouillie de froment. Après
» avoir fini l'usage du lait, on le nourrira
» des viandes les plus tendres, en com-
» mençant par une petite quantité, et on
» le rengraissera par ce moyen. Il évi-
» tera pendant un an toute débauche,
» tout exercice vénérien, et tout autre
» exercice immodéré ; il se bornera à
» des promenades, dans lesquelles il
» évitera le froid et le soleil. »

L'on voit qu'*Hypocrate* commence la cure par un vomitif et par une purgation : son autorité pourroit faire loi ; et cette loi, dans le plus grand nombre des cas, seroit nuisible : il est aisé de se retirer de cet embarras, en remarquant qu'il n'ordonne la purgation que dans la vue de détourner la fluxion qu'il supposoit se jetter de la tête sur l'épine du dos, et que, dans un autre endroit, il met ceux qui sont malades après des excès vénériens, dans le catalogue des personnes auxquelles il ne faut donner aucun purgatif, *parce que non-seulement ils ne peuvent leur faire aucun bien, mais qu'au contraire ils peuvent leur faire du mal* (1). Ainsi c'est cette dernière règle qui doit être regardée comme générale ; la première forme une exception, et une exception même qui paroît fondée sur une théorie dont l'erreur est

_____

(1) De ratione victûs in morbis acutis, Foës. pages 405, 406.

reconnue aujourd'hui, et qui ne doit, par-là même, avoir aucune force.

On trouve dans la dissertation d'*Hoff-mann*, que j'ai déjà souvent citée, deux observations qui doivent rendre très-circonspect sur l'usage de l'émétique ; je les rapporterai l'une et l'autre. Un homme de cinquante ans, s'étant livré pendant long-temps à des excès en femmes, tomba dans la langueur, la maigreur, la consomption ; sa vue diminua insensiblement ; enfin il ne voyoit les objets que comme à travers un nuage : ce fut à cette époque qu'il prit un émétique, pour prévenir la fièvre qu'il craignoit, après un long usage de viande de cochon fumée : le remède lui fit enfler la tête, et le rendit totalement aveugle. Une prostituée publique, qui éprouvoit un obscurcissement dans la vue, toutes les fois qu'elle avoit commerce avec un homme, ayant pris un émétique, perdit entièrement la vue (1).

_____

(1) De morbis à nimiâ vener: 8, 24 et 26.

M. *Boerhaave* paroît avoir voulu indiquer les difficultés de la guérison plutôt que les moyens de l'obtenir. « Il y
» a peu d'espérance de guérison ; le lait
» passe trop facilement ; l'exercice à
» cheval ne fait aucun bien à ces sortes
» de malades , et ils se plaignent que ces
» remèdes les affoiblissent : effective-
» ment l'exercice rend dans l'erreur de
» leurs songes , l'écoulement de la se-
» mence plus abondant , et leur ôte en
» même-temps leurs forces. Lorsque le
» jour reparoît , ils ne quittent leurs lits
» que baignés de sueur et affoiblis par le
» sommeil même ; ils ne peuvent sup-
» porter les aromatiques , dont les effets
» sont aussi dangereux. Les seules res-
» sources, dans ce cas, sont les bons
» alimens, un exercice modéré du corps,
» les bains des pieds , et les frictions fai-
» tes avec précaution » (1).

Parmi les consultations de ce grand

_____

(1) Instit. de Med. t. 7, p. 215.

homme , que M. *de Haller* a ajoutées à
l'édition qu'il en a procurée , il y en
a une pour un homme qui s'étoit rendu
tout-à-fait inepte aux plaisirs de l'amour.
« Un homme de trente ans s'est si fort
» affoibli les organes de la génération ,
» que le sperme s'écoule toutes les fois
» qu'il a quelque commencement d'érec-
» tion ; car elle n'est jamais complète
» (1), et la semence n'est point lancée
» avec force , mais elle s'écoule goutte à
» goutte , ce qui le rend impuissant ; il
» a la mémoire, l'estomac , les reins et
» les jambes totalement affoiblis ».

M. *Boerhaave* répondit : « Ces mala-
» dies sont toujours extrêmement diffi-
» ciles à guérir ; elles ne se déclarent
» presque jamais que lorsque le corps

---

(1) Ce symptôme est très-fréquent parmi les
personnes qui se sont épuisées, et il contribue
à entretenir l'épuisement ; la plus petite tentation
produit un commencement d'érection , qui est
suivie d'un écoulement.

» affoibli fait que les remèdes restent
» sans effet. On peut essayer ce que
» produiront les suivants : 1.º un régime
» sec et léger, composé d'oiseaux, de
» viande de bœuf, de mouton, de veau,
» de chevreau, rôtie plutôt que bouillie;
» d'une petite quantité de bierre excel-
» lente, de peu de vin, mais d'un vin
» très-fortifiant. 2.º Beaucoup d'exer-
» cice, augmenté peu-à-peu jusqu'au
» commencement de lassitude, et tou-
» jours à jeun. 3.º Des frictions avec une
» flanelle parfumée de la fumée d'encens,
» sur les reins, le bas-ventre, le pubis,
» les aines, le scrotum, faites régulière-
» ment le soir et le matin. 4.º Il faut
» prendre de deux en deux heures, pen-
» dant le jour, une demi-dragme de l'o-
» piat suivant.

» *R. Terrae japon. dr. IV. opopanac.*
» *dr. V. cort. peruv. dr. VI. cons. rosat.*
» *rubr. unc. I. oliban. dr. II. succ.*
» *acac. unc. ss. syrup. Kerm. q. s. f. l.*
» *a. cond.*

» Et l'on boira par-dessus demi-once
» du vin médicinal.

» R. *Rad. caryophyll. mont. Poen.*
» *mar. aa. unc. 2. cort. rad. cappar.*
» *tamarisc. aa. unc. 2. ss. lig. agalloch.*
» *veri unc. 2 vin. gall. alb. libr. VI. f.*
» *l. a vin. med* ».

J'espère, ajoutoit M. *Boerhaave*, que
le malade sera guéri, après en avoir fait
usage deux mois. Mais il ne voulut point
s'en servir, et il mourut, au bout de quelques semaines, d'une dyssenterie maligne.
Quel eût été l'effet du remède? C'est ce
qu'on ne peut deviner. M. *Zimmermann*
m'a écrit qu'il en avoit fait faire usage à
un malade, pendant deux mois, sans
aucun succès.

M. *Hoffmann* indique les précautions
qu'il faut prendre, et les moyens qu'il
faut employer. «Il faut éviter tous les re-
» mèdes qui ne conviennent pas aux per-
» sonnes foibles, et qui peuvent affoiblir
» un corps déjà énervé: tels sont tous les
» astringents, ceux qui sont trop rafraî-

» chissants, les saturnins, les nitreux,
» les acides, et sur-tout les narcotiques;
» ils nuisent tous dans le cas de cette
» espèce, et malheureusement on ne
» laisse pas que d'en faire souvent usage.

» Le but qu'on doit se proposer, c'est
» de rétablir les forces et de rendre aux
» fibres le ton qu'elles ont perdu. Les
» remèdes chauds, volatils, aromatiques,
» ceux qui ont une odeur forte et agréa-
» ble, ne conviennent pas ici ; il ne
» faut que des aliments doux, et propres
» à réparer cette substance nutritive, gé-
» latineuse, que les évacuations im-
» modérées ont détruites : tels sont les
» bouillons forts de bœuf, de veau, de
» chapon, avec un peu de vin, de suc
» de citron, de sel, de noix muscade, et
» de clous de girofle. On joint avec suc-
» cès à cet usage celui des remèdes qui
» favorisent la transpiration, et qui ra-
» niment le ton languissant des fibres ».

Dans une autre consultation, pour un
masturbateur, il ordonnoit de prendre

tous les matins une mesure de lait d'ânesse,
coupé avec un tiers d'eau de *Selter*.

Il seroit inutile de citer les préceptes
ou les observations d'autres Auteurs. Je
me contenterai de rapporter un cas très-
utile, tel qu'il se trouve dans une thèse de
M. *Weszprime*, qui renferme quatorze
observations toutes intéressantes (1).

W. Conybeare, âgé de trente ans, avoit
depuis six ans la vue si obscurcie, sans

-----

(1) C'est la septième observation. Cette thèse,
bien digne d'être lue, se trouve avec un très-
grand nombre d'autres petits ouvrages presque
tous excellens, et introuvables par-tout ailleurs,
dans la belle collection de thèses-pratiques, que
M. HALLER, qui desire l'avancement de la Médecine, avec autant de zèle que de discernement,
s'est donné la peine de publier sous ce titre :
« Disputationes ad morborum historiam et cura-
» tionem facientes. Lausann, 1758 ». Le nom
de l'Editeur est le garant du mérite de l'ouvrage,
qui va devenir une des bases des bibliothèques de
pratique. La pièce que je cite est « Stephani Wesz-
» primy observationes medicæ. Trasjecti 1756 ».
Voy. t. 6, p, 804.

aucun vice apparent dans l'œil, qu'il voyoit tous les objets comme à travers d'un nuage épais. Il avoit été successivement dans les trois hôpitaux les plus célèbres de Londres, *Saint-Thomas*, *Saint-Barthélemy* et *Saint-Georges* : enfin, il y a deux ans qu'il se rendit dans le nôtre. Par-tout, après les autres remèdes, on avoit essayé si la salivation mercurielle pourroit le guérir de cette espèce de goutte sereine. Les médecins étoient lassés, et le malade entièrement découragé. L'interrogeant en particulier, et avec beaucoup de soin sur sa maladie, il me dit que, de temps en temps, il se sentoit mal tout le long de l'épine du dos, surtout quand il se courboit pour prendre quelque chose ; que ses jambes étoient si foibles, qu'il pouvoit à peine être debout une minute sans s'appuyer, autrement les jambes lui trembloient, et il avoit un vertige et un éblouissement ; que sa mémoire étoit si fort affoiblie, que quelquefois il paroissoit stupide ; et je vis moi-

H

même qu'il étoit extrêmement décharné.
Tout cela me fit soupçonner que la goutte
sereine pourroit bien n'être qu'un symptôme d'une maladie plus fâcheuse, et que
le malade étoit attaqué d'une véritable
consomption dorsale.

Je le sollicitai vivement à m'avouer
s'il ne s'étoit jamais souillé de l'abominable crime d'Onan, qui détruit entièrement les parties balsamiques du fluide
nerveux. Après bien des délais, il l'avoua
en rougissant. Je lui ordonnai de prendre
le soir deux pilules mercurielles, dont
chacune contenoit six grains de mercure doux, et le lendemain une once
de sel purgatif, et de réitérer quatre fois
dans quinze jours. Au bout de ce terme,
je le fis vivre, suivant l'ordonnance
d'*Hipocrate*, dans un cas semblable,
uniquement de laitage pendant quarante
jours. Dans le même temps il se faisoit
frotter deux ou trois fois par samaine,
en se couchant. A la fin de cette cure, il
revint de la campagne en beaucoup meil-

leur état que quand il étoit parti. Je lui
conseillai ensuite le bain froid, pendant
trois semaines; il le prenait à jeun, à
huit heures du matin, de deux jours l'un.
Pendant deux mois il prit deux fois par
jour l'électuaire minéral et le julep volatil, auxquels il joignoit les frictions et
les bains de pied. Ces secours rétablirent
si bien sa santé, qu'il vouloit reprendre
l'exercice de sa profession, qui étoit la
boulangerie ; mais je lui conseillai de
se vouer à quelqu'autre, craignant que
l'inspiration de la farine qui s'élèv en pé-
trissant, ne formât, dans un estomac et
dans une poitrine encore foible, une colle,
dont les effets auroient pu être dangereux.

M. *Stehelin* soulagea le malade dont
j'ai parlé, *sect.* 2, page 42, par des bains
fortifiants, la teinture de mars de Lu-
dovic, et des bouillons apéritifs.

Les principaux remèdes de l'*Onania*,
sont des secrets qu'il s'est réservé. L'on
voit en général, et cette observation est
importante, qu'il n'employoit aucun

évacuant , et que les roborants seuls en
étoient la base , sous le nom de teinture
fortifiante , *the strentheming tincure* , et
de poudre prolifique *the prolific pow-
der.* Ils gissent sans que les actions produisent aucun effet sensible ; mais , ce
sont les termes de l'auteur , ils *enrichis-
sent* , ils *fortifient* , ils *nourrissent* les
parties génitales de l'un et de l'autre
sexe ; ils leur donnent une nouvelle force;
ils favorisent la génération de la semence ; ils relèvent puissamment les
forces d'une nature accablée (1) ; en un
mot , comme tous les secrets , ils opèrent tout ce qu'on leur demande. Il y a
un troisième remède inconnu , sous le
nom de potion restaurante , qui agit aussi
très-efficacement; et, en effet, si l'on
doit ajouter foi à tous les témoignages qui
déposent en faveur de ces remèdes, ils
ont sans doute beaucoup de vertu. Outre
ces trois *arcanes* , il donne quelques

---

(1) Onania , p. 177.

formules ; l'une est une potion composée d'ambre, d'aromates et de quelques autres remèdes de la même classe ; une seconde est un liniment composé d'huiles essentielles, de baumes, de teintures âcres ; l'une et l'autre de ces compositions me paroissent trop stimulantes ; et, comme elles n'ont pour elles aucune expérience, j'en omets la description : il en indique deux autres qui paroissent plus convenables.

Décoction.

R. *Flor. ficcat. lamii*(1) *mpl VI. radic. cyper. et galang. aa. unc. II. rad. bistort. unc. I. rad. osmund. regal. unc. II. flor. ros. rubr. mpl. IV. Ichthyocoll. unc. III.*

Scissa tuf. mixt. cun aquae quart VIII. ad quartæ part evaporat. co-

—————————————————

(1) Il ne désigne point l'espèce : ce ne peut être que le lamium albumvhtre archangel, ou le lamium maculatum.

quant. pour en prendre tous les jours un quart (1).

Injection.

R. Saccari Saturni vitriol. alb. alum. rup. aa. dr. 2 aq. chalyp. fabror. pint. 2 ss. per dies decem igne arenae digerantur : add. spir. vin. camphr. cochl. III.

On trouvera de très-sages vues, applicables à la maladie dont je traite, dans un livre qui vient de paroître, intitulé : *Précis de Médecine pratique*, par M. LIEUTAUD, Médecin des enfants de France, qui, après s'être fait un nom distingué parmi les Anatomistes et les Physiologistes, vient de s'assurer, par cet Ouvrage, un des premiers rangs parmi les Praticiens. Les chapitres relatifs à la consomption dorsale, sont ceux qui ont pour titre : *Calor morbusus*, chaleur morbifique; maladie, pour le

---

(1) Le quart Anglois est la même mesure que la pinte de Paris.

dire en passant, très-fréquente, dont
personne n'avoit parlé, que l'on traite
souvent très-mal, comme je m'en suis
plaint ailleurs, et dont M. *Lieutaud* a
développé le premier les symptômes,
la nature et le traitement; *vires ex-*
haustoe, l'épuisement, et *anoemia,* qu'on
peut traduire *le manque de sang,* chapitre très-intéressant, qui est tout entier
à l'Auteur.

M. *Lewis,* dont je n'avois point pu
me procurer l'ouvrage avant l'impression de la première édition du mien, est
celui de tous qui s'est le plus étendu sur
la cure. J'ai eu le plaisir de voir que
nous étions parfaitement dans les mêmes
idées, et que nous employions les mêmes
remèdes, sur-tout le kina et les bains
froids, conformité qui me paroît prouver
en faveur de la méthode que nous avons
suivie l'un et l'autre. Je ne rapporterai
ici que les deux aphorismes qui renfer-
ment la substance de sa doctrine; je me
servirai de quelques passages de l'expli-

cation qu'il y ajoute, pour confirmer,
dans la Section suivante, ma propre pratique.

« La cure de cette maladie, dit cet
» habile Médecin, dépend de deux arti-
» cles; ce qu'il faut éviter et ce qu'il
» faut faire : et les remèdes n'ont aucun.
» efficace, si l'on n'apporte pas une
» grande attention à tout ce qui regarde
» les choses non naturelles, ou toutes
» les branches du régime. Un air sain
» est de la plus grande importance. La
» diète doit être fortifiante sans échauf-
» fer. Le sommeil ne doit pas être trop
» long, et il faut dormir à des heures
» convenables. L'on doit prendre un
» exercice modéré, sur-tout à cheval. Si
» les évacuations naturelles se font irré-
» gulièrement, il faut les mettre dans
» l'ordre. Le malade doit chercher à se
» distraire par la compagnie, ou par les
» plaisirs innocents.

» Tous les remèdes doivent être tirés

» de deux classes, les balsamiques et
» les fortifiants (1) ».

Il recommande beaucoup, au lieu du
thé, qui est toujours, dit-il, très-nuisible aux nerfs, l'infusion de mélisse ou
de menthe, en mettant, dans chaque
tasse, une cuillerée d'une mixture balsamique composée de crême et de jaunes
d'œufs battus ensemble, avec deux ou
trois gouttes d'huile de canelle (2), ce
qui fait une boisson dont le palais et
l'estomac s'accommodent très-bien,
comme j'ai eu occasion de le remarquer
moi-même ; et ce remède est en effet
véritablement balsamique et fortifiant.
Mais je placerai ici une remarque qui
peut être utile; c'est que M. *Lewis* indique, parmi les fortifiants qu'il conseille, les remèdes tirés du plomb (3) ;
et je me fais un devoir d'avertir que,

_____

(1) A Practical Essai, p. 20, 25 et 34.
(2) Sect. 10, p. 27. Robuisson, consomp. p. 98.
(3) Ibid, pag. 26, 28.

                                        H 2

malgré son autorité, et celle de quelques autres Médecins respectables, l'usage intérieur des préparations de plomb est un véritable poison, de l'aveu presque unanime de tous les Médecins; j'en ai vu les effets les plus tristes; et l'impudente imprudence des Charlatants ne fournit que trop d'occasions d'en observer de tels. Si on veut le conserver, comme celui de quelques autres poisons qu'au moins l'administration en soit réservée à ceux qui sont en état de connoître ses dangers et ses vertus, et qu'on ne l'indique pas, sans précaution, dans des Ouvrages destinés au public.

Je finirai cette Section, par la méthode que M. *Stork* emploie dans ces maladies; elle est très-simple, et très-efficace. En comparant toutes ces méthodes, on verra qu'elles sont toutes fondées sur les mêmes principes, qu'elles tendent au même but, et qu'elles emploient des moyens très-ressemblants les uns aux autres; conformité qui fait l'éloge de la

méthode, et inspire de la confiance.
« On commence, dit M. *Stork*, par
» les nourrir de bouillons succulents.
» Le riz, les gruaux d'avoine, ceux
» d'orge, cuits avec du bouillon ou du
» lait, et le lait sont très-utiles ; mais il
» faut observer d'en faire prendre peu et
» souvent. Si l'estomac étoit si fort
» affoibli, comme cela arrive quelque-
» fois, quand la maladie a fait de grands
» progrès, qu'il ne pût pas même soute-
» nir ces aliments sans de grandes an-
» goisses, il faut donner une nourrice
» au malade, ce qui en a quelquefois
» tiré de l'état le plus fâcheux. On re-
» donne de la force et de l'action aux
» fibres relâchés par l'usage du vin avec
» le fer, le kina et la canelle : dès que
» le malade a assez de force pour se pro-
» mener, il lui est extrêmement utile
» d'aller dans un air de campagne très-
» pur, ou de montagne (1) ».

---

(1) Medicus annuus, t. 2, p. 216.

SECTION X.

Pratique de l'Auteur.

IL y a quelques maladies dans lesquelles il est difficile de démêler exactement la cause, et par-la même de déterminer l'indication, et de régler le
traitement; mais qui se guérissent avec
assez de facilité quand on est parvenu à
ce point; il n'en est pas de même dans
la consomption dorsale. L'on sait qu'elle
est la maladie; l'on en connoît la cause;
c'est comme le dit M. LEWIS, *une espèce particulière de consomption, dont
la cause prochaine est une foiblesse
générale des nerfs* : l'indication est aisée
à former; l'on ne peut pas être partagé,
par-là même, sur l'essentiel du traitement, mais souvent le meilleur traitement échoue; c'est une raison de plus

pour en fixer les détails avec exactitude.
Le relâchement général des fibres, la
foiblesse du genre nerveux, l'altération
des fluides sont les causes du mal. Il dépend de l'affoiblissement de toutes les
parties : il faut leur rendre leur force,
c'est l'unique indication. Elle a ses sub-
divisions tirées des différentes parties
affoiblies; mais, comme les mêmes remèdes servent à les remplir toutes, il
est inutile de les détailler ici ; elles l'ont
été dans le cours de cet ouvrage.

Ceux qui ignorent parfaitement la
médecine , et qui en parlent cependant
plus que ceux qui la savent , croiront
qu'il est fort aisé de remplir cette indication , et qu'avec de bons aliments et
des cord aux , dont nos boutiques abon-
dent, on fortifie bien aisément : de tristes
expériences ont au contraire appris aux
plus grands médecins que rien n'étoit
p lus difficile.

Il est bien aisé, dit M. GOTTER , *de
diminuer les forces ; l'on n'a presqu'au-*

cun secours pour les réparer (1). On le
comprendra aisément, si l'on réfléchit
que les aliments et les remèdes ne sont
autre chose que les instruments dont la
nature se sert pour s'entretenir, réparer
ses pertes, et remédier aux dérangements
qui surviennent dans le corps! Et qu'est-
ce que la nature? *L'aggrégat des forces
du corps, distribuées harmoniquement,*
C'est la force vitale distribuée respec-
tivement dans les différentes parties.
Quand les forces sont épuisées, c'est donc
la nature qui est en défaut; c'est l'architecte ouvrier qui ne fonctionne plus;
donnez-lui des matériaux tant que vous
voudrez, il est hors d'état de les employer. Vous pouvez l'enterrer avec son
bâtiment, sous la pierre, le bois et le
mortier, sans qu'il se répare un seul
pouce de muraille. Il en est de même
des maladies qui dépendent de la destruc-
tion des forces; les alimens ne répa-

_____

(1) De perspir. incens. p. 504.

rent point, et les remèdes n'agissent point. J'ai vu des estomacs si affoiblis, que les aliments n'y reçoivent pas plus de préparation que dans un vaisseau de bois ; quelquefois ils s'y arrangent suivant les lois de leurs gravités spécifiques ; et, quand enfin une nouvelle dose irrite l'estomac par son poids, on les voit ressortir successivement par un léger effort, très-séparés les uns des autres. D'autres fois, par un plus long séjour, ils s'y corrompent, et on les vomit tels qu'ils seroient, si on les eût laissés gâter dans un bassin d'argent ou de porcelaine. Que doit-on espérer des aliments, dans des cas de cette espèce ?

L'épuisement n'est pas aussi considérable dans tous : il en est dans lesquels les forces ne sont qu'affoiblies, sans être totalement détruites ; il reste alors quelques ressources dans les aliments, et même dans les remèdes. Ce qui reste de la nature, tire quelque parti des premiers, et les derniers doivent être de

ceux qu'on a remarqués propres à ranimer ce principe d'action vitale qui s'é-
teint : ce sont les secours étrangers, dont
on aide l'architecte, pour qu'il puisse
travailler à son ouvrage, en dépensant
le moins possible de ses forces ; c'est
d'autres fois le coup d'éperon qu'on donne
à un cheval foible, pour qu'il fasse un
effort dans un mauvais pas. Mais qu'il faut
d'habileté et de prudence, pour savoir juger d'un coup-d'œil la profondeur du bourbier, la force de l'animal, et les comparer.
Si l'ouvrage est au-dessus de ses forces, ce
coup d'éperon l'obligera, il est vrai, à un
effort, mais si cet effort ne peut pas le mettre au bon chemin, il ne fera que l'épuiser
totalement.

La foiblesse produite par la masturbation offre une difficulté dans le choix
des remèdes fortifiants, qui ne se présente pas dans d'autres cas ; c'est qu'il
faut éviter avec le plus grand soin ceux
qui, en irritant, pourraient réveiller
l'aiguillon de la chair. C'est une loi de la

méchanique animée , si différente de
l'inanimée, et si peu soumise aux mêmes
règles , que quand les mouvements
s'augmentent , l'augmentation est plus
considérable dans les parties qui en sont
les plus susceptibles : ce sont chez les
masturbateurs, les parties génitales; c'est
donc dans ces parties que l'effet des remèdes irritants se manifestera le plus sensiblement ; et les suites dangereuses de
cet effet ne peuvent rendre trop circonspect sur les moyens qu'on emploie. Que
peuvent-ils donc être? C'est ce que j'examinerai , après avoir détaillé le régime.
Je suivrai , dans ce détail , la division
ordinaire des six choses non naturelles ;
l'air, les aliments, le sommeil, les mouvements , les évacuations naturelles, et
les passions.

L'air.

L'air a sur nous l'influence que l'eau
a sur les poissons , et même une beaucoup plus considérable. Ceux qui savent

à quel point cettepremière influence s'é-
tend, qui n'ignorent pas que les gour-
metsconnoissent non-seulement la rivière
mais encore l'endroit de la rivière,
où un poisson a été pris, et qu'ils dis-
tinguent :

. . . . Lapuc hic Tiberinus, an alto
Captus hiet ? pontesne inter jactatus, an amnis
Ostia sub Tusci ?

Ceux-là, dis-je, sentiront combien il
importe pour les malades de respirer un
air plutôt qu'un autre. Ceux qui sont en-
trés une fois en leur vie dans une chambre
qu'on habite sans l'aérer, ceux qui auront
côtoyé des marais dans les chaleurs, ha-
bité dans des lieux bas, entourés d'émi-
nences de tous côtés ; ceux qui auront
passé d'une ville peuplée dans la campagne, qui auront respiré l'air au lever du
soleil ou à midi, avant ou après une
pluie ; tous ces gens-là, dis-je, com-
prendront comment l'air peut influer sur
la santé.

Temperie cœli corpusque animusque juvatur.

OVID.

Les foibles ont plus besoin du secours d'un air pur que les autres; c'est un remède qui agit (et c'est peut-être le seul) sans le concours de la nature, sans employer ses forces; il est par-là même de la plus grande importance de ne pas le négliger. Celui qui convient le mieux à une atonie générale, c'est un air sec et tempéré; un air humide, un air trop chaud sont pernicieux. Je connais un malade de cette espèce, que les grandes chaleurs jettent dans un épuisement total, et dont la santé varie en été, suivant l'alternative des jours plus ou moins chauds. Un air trop froid est beaucoup moins à craindre; et cela doit nécessairement être ainsi : la chaleur relâche les fibres déjà trop lâches, et dissout les humeurs déjà trop fondues; le froid, au contraire, remédie à ces deux maux. Quand les Caraïbes sont attaqués de paralysie, à la suite de ces terribles coli-

ques convulsives auxquelles ils sont sujets, lorsqu'on ne peut pas les envoyer
au bains chauds qu'on trouve dans le nord
de la Jamaïque, on se contente de les
envoyer dans quelque endroit plus froid
que leur pays; et ce seul changement
d'air opère toujours très-favorablement.
Une autre qualité essentielle de l'air,
c'est qu'il ne soit point chargé de particules nuisibles, qu'il n'est point perdu
par son séjour dans des lieux habités,
cette espèce de qualité vivifiante qui
en fait toute l'efficacité, et qu'on pourroit
appeler l'esprit vital, aussi nécessaire aux
plantes qu'aux animaux, et tel est l'air
qu'on respire dans une campagne bien
aérée et jonchée d'herbes, d'arbres et
d'arbrisseaux.

Que le malade, dit *Aretée* (1), demeure auprès des près, des fontaines et
des ruisseaux, les exalaisons qui en
émanent, et la gaieté que ces objets inspirent, fortifient l'ame, animent les

_____

(1) De curat. acutor, l. 2, c. 3, p. 102.

forces , et rétablissent la vie. L'air de la
ville , sans cesse inspiré et expiré , continuellement rempli d'une foule de vapeurs ou d'exhalaisons infectes , réunit
les deux inconvéniens d'avoir moins de
cet esprit vital , et d'être chargé de particules nuisibles. Celui de la campagne
possède les deux qualités opposées ; c'est
un air vierge et un air imprégné de
tout ce qu'il y a de plus volatil , de plus
agréable , de plus cordial dans les plantes, et de la vapeur de la terre , qui elle-
même est très-salubre. Mais il seroit inutile de se choisir une demeure dans un
bon air , si on ne le respiroit pas; l'air des
chambres, si on ne le renouvelle pas continuellement , est à-peu-près le même
dans toutes : ce n'est presque pas en changer, que de passer d'une chambre fermée
en ville , dans une chambre fermée à la
campagne. L'on ne jouit de toute la salubrité d'une atmosphère saine, qu'en
pleins champs. Si les infirmités ou la
foiblesse ne permettent pas de s'y trans-

perter, l'on doit renouveler plusieurs
fois par jour l'air dans la chambre; non
pas en ouvrant simplement une porte ou
une fenêtre, ce qui le renouvelle peu,
mais en faisant passer dans la chambre
un torrent d'air frais, en ouvrant tout à
la fois dans deux ou trois endroits oppo-
sés. Il n'y a aucune maladie qui n'exige
cette précaution; mais alors il convient
de soustraire le malade à une trop grande
impression, ce qui est toujours très-aisé.

Il est aussi extrêmement important de
respirer l'air du matin : ceux qui s'en
privent pour rester dans une atmosphère étouffée entre quatre rideaux,
renoncent volontairement au plus agréable, et peut être au plus fortifiant de tous
remèdes. La fraîcheur de la nuit lui a
rendu tout son principe vivifiant ; et la
rosée qui s'évapore peu-à-peu, après
s'être chargée de tout le baume des fleurs
sur lesquelles elle a séjourné, le rend
véritablement médicamenteux. L'on nage
au milieu d'une essence de plantes qu'on

inspire continuellement , et dont rien ne
peut suppléer le bon effet. Le bien-être ,
la fraîcheur , la force , l'appétit qu'on
sent pendant le reste du jour , en est
une preuve à la portée de tout le monde,
plus forte que tout ce que je pourrois
ajouter. J'en ai vu encore très récem-
ment les effets les plus sensibles sur quelques personnes valétudinaires , sur celles
surtout qui étoient hypocondriaques ;
elles éprouvoient , de la manière la plus
marquée , que, si elles humoient l'air au
lever du soleil , elles se sentoient beaucoup plus gaies le reste du jour; et ceux
qui le passoient avec elles n'auroient pas
pû se tromper à cette marque sur
l'heure de leur lever. L'on sent combien
cet effet est important pour les malades
de la consomption dorsale , qui sont si
souvent hypocondriaques. Le retour de
la gaieté démontre seul , d'une façon in-
vincible , un amendement général dans
la santé.

Les aliments.

L'on doit être guidé, dans le choix des alimens, par ces deux règles; 1°. ne prendre que des aliments qui, sous un petit volume, contiennent beaucoup de nourriture, et qui se digèrent aisément. C'est l'aphorisme de *Sanctorius* : *Coïtus immoderatus postulat cibos paucos et boni nutrimenti* (1). 2°. Eviter tous ceux qui ont de l'âcreté. Il est important de rendre à l'estomac toutes ses forces, et rien ne détruit plus la force des fibres animales, qu'une extension forcée ; ainsi, si l'on dilatoit l'estomac par la quantité des aliments, on l'affoibliroit journellement. D'ailleurs, s'il est trop rempli, les personnes foibles éprouvent un état de mal-aise, d'angoisse, de foiblesse et de mélancolie, qui augmente tous leurs maux. L'on prévient ces deux inconvénients, en choisissant des ali-

_____

(1) Sect. 6 , aph. 22.

ments tels que je les ai indiqués, et en
n'en prenant que peu à la fois, mais fréquemment. Il est essentiel qu'ils puissent
donner aisément ce qu'ils ont de nutritif.
L'estomac n'étant pas en état de digérer
ce qui se digère difficilement, son action, extrêmement languissante, seroit
totalement détruite par des aliments, ou
trop durs, ou propres à diminuer ses
forces.

L'on peut, sur ces principes, former
le catalogue de ceux qui conviennent
dans ce cas, et de ceux qu'on doit exclure. Dans la dernière classe sont toutes
les viandes naturellement dures et indigestes, telles que celles du cochon, toutes celles de vieilles bêtes, celles que
l'art a durci au moyen du sel et de la
fumée, préparation qui les rend en
même-temps âcres; toutes celles qui sont
trop grasses : les autres graisses quelconques, qui relâchent les fibres de l'estomac, diminuent l'action déjà trop foible des sucs digestifs, restent indigestes,

I

disposent à des obstructions, et acquièrent, par leur séjour, un caractère
d'âcreté qui, irritant continuellement,
donne de l'inquiétude, des douleurs, de
l'insomnie, de l'angoisse, de la fièvre. Il
n'y a rien, en un mot, dont les personnes
qui ne digèrent pas, doivent se garder
avec plus de soin que des choses grasses.
Les pâtes non fermentées, sur-tout quand
elles sont pétries avec des graisses, sont
une autre espèce d'aliment très-fort au-
dessus des forces d'un mauvais estomac.
Les herbes potagères, en produisant des
gonflements qui le distendent, et qui gênent en même-temps la circulation dans
les parties voisines, sont également nuisibles ; tels sont généralement toutes les
espèces de choux, les légumes à cosse,
et ceux qui ont un goût et une odeur extrêmement âcres ; dernière qualité qui
les rend nuisibles, indépendamment des
flatuosités.

Les fruits, qui sont si salutaires dans
les maladies aiguës et inflammatoires,

dans les obstructions, sur-tout dans celles du foie, et dans plusieurs autres maladies, ne conviennent jamais dans ces cas; ils affoiblissent, ils relâchent, ils énervent les forces de l'estomac; ils augmentent la dissolution du sang déjà trop aqueux; mal digérés, ils fermentent dans l'estomac et dans les intestins, et cette fermentation développe une quantité étonnante d'air, qui produit des digestions énormes, qui dérangent absolument le cours de la circulation. J'ai vu cet effet être si considérable chez une femme, pour avoir mangé trop de fruits rouges, vingt-quatre heures après une couche très-heureuse, que le ventre étoit tendu au point de devenir livide: elle étoit dans l'assoupissement, et son pouls presqu'imperceptible Les fruits laissent aussi dans les premières voies un principe acide, propre à occasionner plusieurs accidents fâcheux : ainsi il faut presque entièrement s'en priver. Les jardinages crus, le vinaigre, le verjus ont les mêmes inconvéniens, et méritent la même exclusion.

Quoique le catalogue des aliments défendus soit long, celui des aliments permis l'est encore davantage. Il comprend toutes les viandes d'animaux jeunes, nourris dans de bons endroits, et bien nourris : telles sont sur-tout celles de veau, de jeune mouton, de jeune bœuf, de poulet, de pigeon, de poulet d'Inde, de perdreaux. Les alouettes, les grives, les cailles, les autres gibiers, sans être absolument interdits ont cependant des inconvénients qui ne permettroient pas d'en faire un usage journalier. Le poisson est dans le même cas.

L'on doit non seulement choisir les viandes avec soin, il faut encore les préparer convenablement. La meilleure façon, c'est de les rôtir à un feu doux, qui conserve leur suc, et qui ne les dessèche pas; ou de les cuire lentement dans leur propre jus. Celles qu'on fait bouillir avec beaucoup d'eau, donnent au bouil-

lon tout ce qu'elles ont de succulent, et
restent incapables de nourrir ; souvent
elles ne sont que des fibres charnues dé-
nuées de leurs sucs, et chargées d'eau,
également insipides au goût et indigestes
à l'estomac. Il est très-ordinaire de voir
des personnes foibles, fort éloignées de
tout soupçon de friandise, qui ne peuvent point en manger sans sentir que
leur estomac souffre. Plus les viandes
sont tendres, moins elles soutiennent
cette préparation, qu'on devroit réser-
ver, quant aux malades, pour tirer des
viandes dures ce qu'elles ont de nourrissant.

Quelques soins qu'on donne à la préparation de la viande, il est des personnes qui ne peuvent pas la digérer : on
est réduit à ne leur en donner que le jus,
qu'on exprime après l'avoir fait médio-
crement cuire ; mais, comme il se cor-
romperoit très-aisément, il faut y joindre
un peu de pain, et une petite dose de
jus de citron, ou un peu de vin ; un tel

mélange est tout ce qu'on peut employer
de plus nourrissant. Quelques écrevisses
cuites et écrasées dans le bouillon, en
relèvent le goût, et le rendent peut-être
encore plus fortifiant; mais elles ont le
double inconvénient d'être un peu échauf-
fantes, et de rendre le bouillon plus
succeptible d'une prompte corruption ;
ainsi il faut être sur ses gardes à ces deux
égards. Le pain et le jardinage n'ont
pas l'avantage de réunir beaucoup de
nourriture sous un petit volume ; mais
leur usage, sur-tout celui du pain, est
absolument indispensable pour prévenir
non-seulement le dégoût que l'usage
d'un régime tout animal ne manqueroit
pas de produire, mais encore la putridité qui en seroit une suite, si on ne le
mêloit pas de végétaux. Sans cette précaution, l'on verroit bientôt éclore,
dans les premières voies, l'alkali spon-
tané, et tous les désordres qu'il peut
entraîner. J'ai vu les plus grands accidens produits par ce régime chez des

personnes foibles à qui on l'avoit ordonné.
Un des sim, tômes les plus ordinaires est
l'altération : ils sont obligés de boire, et
la boisson les affablit ; d'ailleurs, elle
se mêle difficilement avec les humeurs,
parce que ce mélange dépend de l'action
des vaisseaux, qui est très-languissante ;
et si, par un malheur très-ordinaire
chez ceux qui ne prennent que peu de
mouvement, l'action des reins diminue,
les liquides passent dans le tissu cellu-
laire, et forment d'abord des œdêmes,
et enfin des hydropisies de toutes les
espèces.

L'on prévient ces dangers en mariant
toujours le régime végétal avec l'animal.
Les meilleures herbes sont les racines
tendres, et les herbes chicoracées, les
cardes et les asperges. Il y en a d'autres
qui, quoique fort tendres, incommodent,
parce qu'elles rafraîchissent trop, elles
amortissent la force de l'estomac.

Les graines farineuses, préparées et
cuites en crème avec du bouillon de

viande, font un aliment qui n'est point
à mépriser; il réunit ce qu'il y a de plus
nourrissant dans les deux règnes, et le
mélange prévient le danger de chaque
aliment donné seul; le bouillon empêche
la farine de s'aigrir; la farine empêche
le bouillon de pourrir. L'on s'aperçoit
aisément, en lisant les Observateurs
avec un peu de réflexion, que les maladies sont plus malignes dans le nord
de l'Europe que dans sa partie moyenne;
cela ne viendroit-il point de ce que l'on
y mange plus de viande et moins de
végétaux ?

Ce que j'ai dit plus haut des fruits
n'empêche pas, quand l'estomac conserve
encore quelque force, qu'on ne puisse,
de temps en temps, s'en permettre une
petite quantité, des mieux choisis pour
l'espèce et la maturité : les plus aqueux
sont ceux qui conviennent le moins.

Les œufs sont un aliment du genre animal, et un aliment extrêmement utile;
ils fortifient beaucoup, et se digèrent
aisément, moyennant qu'ils ne soient que

peu ou point cuits; car dès que le blanc
est durci, il ne se dissout plus, il devient
pesant, indigeste, et ne répare pas ; c'est
alors l'aliment des estomacs qui digèrent
trop, et non de ceux qui ne digèrent point.
La meilleure façon de les manger, c'est
de les avaler en sortant de la poule, sans
coction, ou de les manger à la coque,
après les avoir seulement plongés trois
ou quatre fois dans l'eau bouillante, ou
délayés dans du bouillon chaud qui ne
bouille pas.

Enfin, une dernière espèce d'aliment,
c'est le lait ; il réunit toutes les qualités
qu'on désire, n'a aucun des inconvéniens
qu'on craint. C'est le plus simple, le
plus facile à assimiler, celui qui répare
le plus promptement; tout préparé par
la nature, on ne risque point de le gâter
par la préparation artificielle; il nourrit
comme le jus de viande, il n'est point
susceptible de putridité, il prévient l'altération; il tient lieu d'aliment et de
boisson; il entretient toutes les sécrétions

I 2

il dispose à un sommeil tranquille : en un
mot, il est propre à remplir toutes les
indications qui se présentent dans ce cas,
et M. *Lewis* l'a vu produire les meilleurs effets (1). Pourquoi donc ne l'em-
ploie-t-on pas toujours, et ne le subs-
titue-t-on pas à tous les autres aliments,
par une raison qui lui est particulière, qui
en dénature souvent l'effet, et qui fait
qu'il en produit quelquefois un très-diffé-
rent de celui qu'on espéroit, et qu'on
avoit lieu d'attendre ? Cette raison, c'est
l'espèce de décomposition à laquelle il est
sujet. Si la digestion n'en est pas prompte,
s'il séjourne trop long-temps dans l'estomac, ou si, sans y séjourner long-temps,
il y trouve des matières propres à hâter
cette décomposition, il éprouve les changements que nous lui voyons subir sous
nos yeux : la partie butireuse, la caseuse,
et la séreuse se séparent ; le petit lait
occasionne quelquefois une diarrhée

---

(1) Page 27.

prompte; d'autre fois il passe par les
voies urinaires, ou par la transpiration,
sans nourrir; les autres parties, si elles
restent dans l'estomac, ne tardent pas
à le molester, à occasionner des maladies, des gonflemens, des nausées, des
coliques; si l'on ne s'en sent pas incommodé d'abord, c'est qu'elles passent dans
les intestins, où elles peuvent, il est vrai,
séjourner un certain temps sans nuire
sensiblement; mais elles y acquièrent une
âcreté singulière; et, au bout d'un certain temps, elles produisent des accidents
que le délai n'a pas rendus moins dangereux; et l'on peut établir comme une loi
qui doit rendre extrêmement circonspect,
quand on ordonne le lait dans des cas
graves, que si c'est l'aliment dont la digestion est la plus aisée, c'est aussi celui
dont l'indigestion est la plus fâcheuse.
L'on a vu plus haut les difficultés que
M. *Boerhaave* trouvoit dans son usage;
mais quelques grandes qu'elles soient;
les avantages qu'on peut en retirer sont

assez considérables, pour qu'on cherche
tous les moyens possibles de les surmonter, et heureusement il y en a. L'on
peut les ranger sous deux classes; les
intentions du régime, et les remèdes.
Je renverrai l'examen de ceux-ci à un
des articles suivants.

Les intentions du régime sont, pre-
mièrement le choix du lait : pour quelqu'espèce qu'on se détermine, la fe-
melle qui le fournit doit être saine et
bien conduite. En second lieu, il faut éviter, pendant qu'on le prend, tous les
aliments qui peuvent l'aigrir, et tels sont
tous les fruits, tant crus que cuits, et
en général tout ce qui a de l'acidité.
Troisièmement, il faut le prendre dans
des temps forts éloignés des autres aliments; il n'aime aucun mélange : 4°. n'en
prendre que peu à la fois : 5°. avoir
l'estomac, le bas ventre et les jambes
extrêmement au chaud : 6°. il faut sur-
tout (et sans cette précaution toutes les
autres seroient inutiles), se modérer

extrêmement sur la quantité des aliments même les mieux choisis. L'on ne
doit, pendant qu'on prend le lait, donner
aucun travail à l'estomac; la plus petite
surcharge, la plus légère indigestion y
laisse un principe de corruption qui
corrompt sur le champ le lait, et du
plus sain des aliments, peut faire un
poison quelquefois violent et au moins
toujours très-nuisible.

Quel lait mérite la préférence? Pour
répondre à cette question, je n'entrerai
point dans l'examen des différentes sortes
de lait; ce seroit prolonger mon Ouvrage
par un hors-d'œuvre; l'on a là-dessus
plusieurs secours, et peut-être point de
meilleur qu'une dissertation, aujourd'hui
fort rare, de feu M. d'*Apples*, Docteur
en Médecine et Professeur en Grec et
en Morale dans cette Académie (1).
L'on n'emploie presque plus aujourd'hui
que celui de femme, d'ânesse, de chè-

_____

(1) Des essais Tentamen, etc. Basle, 1707.

vre et de vache. Chacun a ses qualités
différentes ; c'est la comparaison de ces
qualités et indications qu'offre la maladie
qui doit déterminer le choix qu'on fait
de l'un ou de l'autre. Il y a peu de cas
dans lesquels celui de vache ne puisse pas
tenir lieu de tous les autres. L'on croit
généralement celui de femme plus fortifiant ; c'est l'idée des plus grands Maîtres ;
mais l'on appuie cette opinion sur un fondement ruineux , qui est l'usage qu'elle
fait de viandes , sans réfléchir que dans
le même-temps on donne la préférence
à celui d'une robuste paysanne qui n'en
mange point , ou du moins très-peu , et
qui ne vit que de pain et de végétaux. Je
crois cependant qu'on pourroit l'essayer
avec succès ; les belles cures opérées par
son usage ne laissent aucun doute sur son
efficacité : mais il a un inconvénient qui lui
est particulier, c'est qu'il doit être pris immédiatement au mamelon qui le fournit ;
c'est une précaution dont *Galien* a déjà
connu la nécessité ; et, en se moquant de
ceux qui ne veulent pas s'y astreindre ,

il lesrenvoie, *comme des ânes, au lait d'ânesse*:mais le vase n'exciteroit-il point des desirs qu'on cherche à amortir, et ne seroit-on point exposé à voir renou-veller l'aventure du Prince dont *Capti-vaccio* nous a conservé l'histoire ? On lui donna deux nourrices, le lait produi-sit un si bon effet, qu'il les mit à même de lui en fournir de plus frais au bout de quelques mois, s'il se trouvoit en avoir besoin.

L'on croît que le lait d'ânesse est le plus analogue à celui de femme ; mais qu'on me permette de le dire, c'est une assertion d'opinion plus que d'expérience. Il est le plus séreux, et par-là même le plus relâchant; c'est une erreur funeste de le croire le plus fortifiant. Des obser-vations journalières démontrent le con-traire, et prouvent que non seulement il n'est pas le plus efficace, mais que peut-être il l'est le moins. Je n'en ai pas toujours vu les bons effets, et je ne suis pas le seul; *il me semble*, m'écrivoit M.

DE HALLER, *que ce lait d'ânesse fait rarement ce qu'on lui demande.* L'inutilité est un bien grand défaut dans un remède sur lequel on fonde la guérison des maládies les plus graves. M. *Hoffmann* le conseilloit daus le cas où il y avoit tout-à-la-fois épuisement et cupidité (1).

Avant que de quitter ce qui regarde les aliments, je dois finir par le conseil d'*Horace*, c'est de ne pas faire des mélanges.

———————— Nam variæ res

Ut noceant homini credas, memor illius esca ;
Quæ simplex olim tibi sederit ; at simul assis
Miscueris elixa, simul conchylia turdis,
Dulcia se in bilem vertent stomachoque tumultum.
Lenta feret pituita.

L'on sent, sans qu'il soit besoin d'insister sur ce conseil, combien il est impossible que des aliments très-différents subissent dans le même-temps une di-

---

(1) Ibid. Parag. 32.

gestion parfaite. Ce mélange est une des causes qui ruinent les santés les plus fortes et qui tuent les foibles; ils ne peuvent l'éviter avec trop de soin.

Une autre attention également nécessaire, et presque également négligée, c'est une mastication exacte; c'est un secours dont les estomacs les plus vigoureux ne peuvent pas se passer long-temps sans déchoir sensiblement, et sans lequel les foibles ne font que la digestion la plus imparfaite. Il faut avoir beaucoup observé pour s'imaginer jusqu'à quel point il importe à la santé de mâcher soigneusement. J'ai vu les maux d'estomac les plus rebelles, et les langueurs les plus invétérées se dissiper par cette seule attention. J'ai vu, d'un autre côté, des personnes bien portantes tomber dans les infirmités, quand leurs dents endommagées ne leur permettoient plus qu'une mastication imparfaite, et ne recouvrer leur santé que quand, après la perte totale de leurs dents, les gencives acquéroient cette dureté qui les met à même d'en faire les fonctions.

Tant de détails, tant de précautions et de privations sont exprimés dans un vers de **M.** *Procope* :

Vivre selon nos lois, c'est vivre misérable.

Mais peut-on trop payer la santé ? Qu'on est bien dédommagé des sacrifices qu'on lui fait, par le plaisir d'en jouir, par les agréments qu'elle répand sur tous les moments de la vie ! *Sans la santé,* dit HYPOCRATE ; *on ne peut jouir d'aucun bien ; les honneurs , les richesses , et tous les autres avantages sont inutiles* (1). D'ailleurs, ces sacrifices sont bien moindres qu'on ne le croit. Je puis citer plusieurs témoins à qui , dès les premiers jours, il n'en a plus rien coûté de renoncer à la variété et à la saveur des mets recherchés, pour se mettre au régime simple. C'est celui qu'indique la nature ,

_____

(1) De diæta acut. l. 3, c. 12 , Foës. 368.

et qui plait aux organes bien consti-
tuées. Un palais sain , qui a toute la
sensibilité qu'il doit avoir , ne peut goû-
ter que les mets simples ; les composés,
les apprêts lui sont insoutenables , et il
trouve dans les aliments les moins sa-
voureux , une saveur qui échappe aux
organes émoussés : ainsi , ceux qui y reviennent pour leur santé , par raison , et
avec quelques dégoûts , doivent être sûrs
qu'à mesure qu'ils recouvreront cette
santé , ils trouveront dans ces aliments
des délices qu'ils n'y soupçonnent pas.
Une oreille fine démêle cette légère
différence entre deux tons , qui échappe
à une oreille moins sensible ; il en est
de même des nerfs des organes du goût :
quand ils sont exquis , ils aperçoivent
les plus légères variétés des saveurs , et
ils y sont sensibles ; les buveurs d'eau en
trouvent qui les flattent autant que le
Falerne le plus exquis, et d'autres qui ne
ne valent pas les vins de Brie. Enfin ,
quand on n'auroit pas l'espérance de

suivre avec plaisir un régime (il est aisé de s'accommoder de celui que j'ai indiqué), la satisfaction de sentir qu'en 's'y soumettant on remplit un devoir , seroit un motif bien pressant, une récompense bien flatteuse pour ceux qui connoissent le prix du bien-être avec soi-même.

Les boissons sont une partie du régime presque aussi importante que les alimens.

L'on doit s'interdire toutes celles qui peuvent augmenter la foiblesse et le relâchement, diminuer le peu de forces digestives qui restent, porter de l'âcreté dans les humeurs, disposer le genre nerveux à une mobilité déjà trop considérable. Toutes les eaux chaudes ont le premier défaut ; le thé les réunit tous ; le café a les deux derniers ; aussi l'on doit s'en priver avec la plus grande rigueur.

L'Auteur d'un Ouvrage au-dessus des éloges, et dont ceux qui s'intéressent aux progrès de la Médecine attendent la

continuation avec la plus grande impa-
tience, a fait du danger de ces liqueurs
un tableau bien propre à en dégoûter
ceux qui les prennent avec le plus de
plaisir (1).

Les liqueurs spiritueuses qui paroissent, au premier coup-d'œil, pouvoir convenir en ce qu'elles opèrent précisément le contraire que l'eau chaude, dont
réellement elles diminuent le danger, si
l'on y enjoint une petite quantité, ont
d'autres grands inconvéniens qui doivent
les faire rejetter, ou moins restreindre
à un usage extrêmement rare. Leur action est trop violente et trop passagère;
elles irritent plus qu'elles ne fortifient;

---

(1) M. THIERRY, Auteur anonyme de la Médecine expérimentale, p. 335.

Quand on publie un Ouvrage de ce prix, on
ne doit ni croire qu'on sera long-temps inconnu,
ni craindre d'être dévoilé. Le moment où nous
l'aurons complet, sera une époque considérable
dans l'histoire de la médecine.

et , si quelquefois elles fortifient , la foiblesse qui succède est plus grande qu'a-
vant leur usage , elles donnent d'ailleurs
aux papilles de l'estomac une dureté qui
leur ôte ce degré de sensibilité nécessaire
pour avoir appétit , et elles ôtent aux
liqueurs digestives ce degré de fluidité
qu'elles doivent avoir pour aider cette
sensation , aussi les buveurs de liqueurs
ne la connoissent point. *Les personnes ,
dit l'Auteur illustre que je viens de citer ,
qui boivent tous les jours des liqueurs
après le repas , dans la vue de remédier
aux vices des digestions , ne pourroient
guère mieux s'y prendre , si elles vou-
loient venir à bout du contraire , et détruire les forces digestives.*

La meilleure boisson est une eau de
source très-pure , mêlée avec partie
égale d'un vin qui ne soit ni fumeux , ni
acide ; le premier irrite sensiblement le
genre nerveux , et produit dans les humeurs une raréfraction passagère , dont
l'effet est de distendre les vaisseaux ,

pour les laisser ensuite plus lâches, et d'augmenter la dissolution des humeurs; le second affoiblit les digestions, irrite, et procure des urines trop abondantes, qui épuisent les malades. Les meilleurs vins sont ceux qui ont moins d'esprit et de sel, plus de terre et d'huile; ce qui forme ce qu'on appelle les vins moëlleux: tels sont quelques vins rouges de Bourgogne, du Rhône, de Neuchâtel, et un petit nombre dans ce pays; les vieux vins blancs de Grave, ceux de Pontac bien choisis, les vins d'Espagne, de Portugal, ceux de Canaries: et, dans les endroits où l'on peut en avoir, ceux de Tokai, supérieurs peut-être à tous les vins du monde, en salubrité comme en agrément. Pour l'usage ordinaire, il n'en est point de préférables à ceux de Neuchâtel.

Dans les endroits où l'on n'a pas de bonne eau, on peut la corriger en la filtrant, en la ferrant, ou en y faisant infuser quelques aromates agréables, tels que la canelle, l'anis, l'écorce de citron.

La bière ordinaire est nuisible. Le *Mum*, qui est proprement un extrait de grain aussi nourrissant que fortifiant, peut être d'un grand usage; riche d'esprits, il ranime autant que le vin, et nourrit davantage; il peut tenir lieu de boisson et d'aliments.

Parmi les boissons utiles, l'on doit ranger le chocolat, qui appartient peut-être à plus juste titre à la classe des aliments : le cacao renferme en lui-même beaucoup de substance nutritive, et le mélange du sucre et des aromates, prévient ce qu'il pourroit avoir de nuisible comme huileux. *Le chocolat au lait, dit M.* LEWIS, *pris à une dose qui ne puisse pas surcharger l'estomac, est un excellent déjeûner pour les personnes en consomption. Je connois un enfant de trois ans, qui étoit au dernier degré de cette maladie, abandonné de son médecin, et que sa mere rétablit, en ne lui donnant que du chocolat à pe-*

*tiles doses, mais souvent ; et il est vrai
qu'on ne peut trop recommander cet
aliment à quelques personnes foibles* (1).
Il en est plusieurs auxquelles il nuiroit
infiniment.

Une attention générale, c'est qu'on
doit éviter la quantité de boisson quel-
conque ; elle affoiblit les digestions en
relâchant l'estomac, en noyant les sucs
digestifs, et en précipitant les aliments
avant qu'ils soient digérés ; elle relâche
toutes les parties, elle dissout les humeurs, elle dispose à des urines ou à
des sueurs qui épuisent. J'ai vu des
maladies produites par l'atonie, diminuer considérablement, sans autres secours que le retranchement d'une partie
de la boisson.

Le sommeil.

Ce que l'on peut dire sur le sommeil,
se réduit à trois articles ; sa durée, le

_____

(1) Tab. dors. f. 9.

K

temps de le prendre, et les précautions nécessaires pour jouir d'un sommeil tranquille.

Dès qu'on est adulte, sept heures de sommeil, ou tout au plus huit, suffisent à tout le monde; il y a du danger à dormir davantage, et à être plus long-temps au lit; cela jette dans les mêmes maux qu'un excès de repos. Si quelqu'un pouvoit s'y livrer plus long-temps, ce seroient ceux qui se donnent beaucoup de mouvements, et des mouvements vifs pendant le jour; mais ce n'est point ceux-là qui le font; ce sont au contraire ceux qui mènent la vie la plus sédentaire; ainsi il ne faut jamais passer ce terme, à moins qu'on ne soit parvenu à ce point de foiblesse, qui ne laisse pas les forces nécessaires pour être long-temps levé; en ce cas il faut l'être le plus qu'il est possible. *Moins on dort*, dit M. Lewis, *plus le sommeil est doux et fortifie.*

Il est démontré que l'air de la nuit est moins salutaire que celui du jour, et que

les malades foibles sont plus susceptibles
de ses influences le soir que le matin;
il faut donc consacrer au sommeil, pendant lequel nous sommes bornés à une
très-petite parcelle de l'atmosphère,
qu'également nous ne pouvons pas éviter de corrompre, le temps où l'air est
le moins sain est celui où l'usage d'un air
moins sain, nous seroit plus nuisible;
ainsi il faut se coucher de bonne heure,
et se lever matin : c'est un précepte si
connu, qu'il y a peut-être de la trivialité
à le rappeler; mais il est si négligé, l'on
paroît en sentir si peu la conséquence,
qui est infiniment plus grande qu'on ne
croit, qu'il est très-permis de le supposer inconnu, et de le rappeler en in-
sistant sur son importance, sur-tout pour
les personnes valétudinaires : *Si l'on se
couche à dix heures, l'on ne doit jamais se coucher plus tard*, ce sont les
termes de M. LEWIS, *on doit se lever
en été à quatre ou cinq heures, en hi-
ver à six ou sept. Il est absolument néces-*

saire, ajoute-t-il , *de défendre aux per-*
sonnes atteintes de cette maladie de se
laisser aller à rester dans le lit le matin.
Il voudroit même qu'on prît l'habitude de
se lever après son premier sommeil , et
assure que quelque pénible que cette coutume pût être dans les commencements ,
elle deviendroit bientôt aisée et agréable (1). Plusieurs exemples prouvent la
salubrité de ce conseil. Il y a plusieurs
personnes valétudinaires , qui se sentent
très-bien au réveil d'un premier sommeil
doux et profond , et qui se trouvent dans
un grand mal-aise, si elles se laissent
aller à se rendormir : elles sont aussi sûres
de passer bien le jour , si quelque heure
qu'il soit , elles se lèvent après ce premier sommeil, que de le passer désagréa-
blement si elles se livrent au second.

Le sommeil n'est tranquille que quand
il n'y a aucune cause d'irritation ; ainsi
l'on doit chercher à les prévenir ; trois

_____

(1) Pag. 87.

attentions des plus importantes, sont, 1.º
de n'être pas dans un air chaud, et de n'être
ni trop ni trop peu couvert; 2.º de n'avoir
pas froid aux pieds en se couchant ; accident très ordinaire aux personnes foibles,
et qui leur nuit par plusieurs raisons : l'on
doit à cet égard observer exactement la
règle d'Hypocrate, *dormir dans un
endroit frais, et avoir soin de se couvrir* (1); et 3.º ce qui est encore plus
important, de n'avoir pas l'estomac plein :
rien au monde ne trouble le sommeil,
ne le rend inquiet, douloureux, accablant,
comme une digestion pénible dans la nuit.
L'abattement, la foiblesse, le dégoût,
l'ennui, l'incapacité de penser et de s'occuper le lendemain, en sont la suite
inévitale.

———— Vides ut pallidus omnis
Cœna desurgat dubiâ ? quin corpus onustum
Hesternis vitiis animum quoque degravat unâ,
At que affligit humo divinæ particulam auræ.
                              Hor.

_____

(1) Epidem. l. 6, sect. 4, aph. 14, Foës 1180.

Rien au contraire ne contribue plus efficacement à procurer un sommeil doux, tranquille, continu, et qui raccommode, qu'un souper léger. La fraîcheur, l'agilité, la gaieté du lendemain en sont les suites nécessaires.

Alter, ubi dicto citiùs curata sopori
Membra dedit vegetus proscripta ad munia surgit.
Ibid.

Le temps du sommeil, dit avec bien de la raison M. Lewis, est celui de la nutrition, et non de la digestion ; aussi il exige dans ses malades la plus grande sévérité pour le souper : il leur défend, et jamais défense plus légitime, toute viande le soir ; il ne leur permet qu'un peu de lait, et quelques tranches de pain, et cela deux heures avant que de se coucher, afin que la première digestion soit finie avant que de se livrer au sommeil. Les *Arcantes*, qui ne connoissoient point la diete animale, qui ne mangeoient jamais rien de ce qui avoit eu vie, étoient fameux par la tranquillité de leur sommeil, et ignoroient ce que c'est que songer.

Les mouvements.

L'exercice est d'une nécessité absolue : il coûte aux personnes foibles d'en prendre ; et, si elles ont du penchant à la tristesse, il est très-difficile de les déterminer à se mouvoir ; rien n'est cependant plus propre à augmenter tous les maux qui viennent de foiblesse, que l'inaction ; les fibres de l'estomac, des intestins, des vaisseaux, sont lâches ; les humeurs croupissent par-tout, parce que les solides n'ont pas la force de leur imprimer le mouvement nécessaire ; il naît des stases, des engorgements, des obstructions, des épanchements ; la coction, la nutrition, les secrétions ne se font point, le sang reste aqueux, les forces diminuent, et tous les symptômes du mal augmentent. L'exercice prévient tous ces maux, en augmentant la force de la circulation ; toutes les fonc-

tions se font comme si l'on avoit des
forces réelles, et cette régularité dans
les fonctions, ne tarde pas à en donner :
ainsi l'effet du mouvement est de suppléer les forces, et de les rétablir. Un
autre de ses avantages, indépendant de
l'augmentation de la circulation, c'est
qu'il fait jouir d'un air toujours nouveau.
Une personne qui ne se remue point,
gâte bientôt celui qui l'environne, et
lui nuit : une personne en action en
change continuellement. Le mouvement
peut souvent tenir lieu de remèdes; tous
les remèdes du monde ne peuvent pas
tenir lieu de mouvement.

La fatigue des premiers jours, est un
écueil contre lequel le foible courage de
plusieurs malades échoue; mais, s'ils
avoient celui de surmonter ce premier
obstacle, il sentiroient que c'est véritablement le cas *où il n'y a que les premiers
pas qui coûtent.* J'ai été étonné moi-
même de voir à quel point ceux qui[1]

n'avoient pas été rebutés acquéroient des forces par l'exercice. J'ai vu des personnes qui étoient fatiguées de faire le tour d'un jardin, parvenir en quelques semaines à faire jusqu'à deux lieues de chemin, et se trouver dans le bien-être au retour.

L'exercice à pied n'est pas le seul favorable ; celui qu'on prend à cheval, vaut même beaucoup mieux pour les personnes extrêmement foibles, ou pour celles qui ont les viscères du bas-ventre et la poitrine endommagés ; dans une plus grande foiblesse encore, celui d'une voiture est à préférer pourvu qu'elle ne soit pas trop douce. Quand la saison ne permet pas de sortir, on doit se donner du mouvement dans la maison, ou par quelqu'occupation un peu pénible, ou par quelque jeu d'exercice, tel que le volant, qui exerce également tout le corps.

Le retour de l'appétit, du sommeil, de la gaieté, sont les suites nécessaires du

mouvement ; mais il faut avoir la précaution de ne prendre jamais un exercice
un peu fort aussitôt après le repas et de ne
pas manger quand on a chaud, après
l'exercice; on doit le prendre avant le repas, et se reposer quelques moments avant
de manger.

Les évacuations.

Les évacuations se dérangent avec les
autres fonctions, et leur dérangement
augmente le désordre de la machine ; il
est important d'y faire attention, afin d'y
remédier de bonne heure. Les évacuations
qui exigent principalement nos soins ,
sont les selles, les urines, la transpiration et les crachats. La meilleure façon
de les maintenir ou de les ramener au
point où elles doivent être , c'est de s'astreindre aux préceptes , que j'ai donné
sur les autres objets du régime; quand on
est exact les évacuations, dont le plus ou
le moins de régularité est le baromètre
du meilleur ou du plus mauvais état des

digestions, se font assez régulièrement. Celle qu'il est le plus important de favoriser, comme la plus considérable, c'est la transpiration, qui se dérange très-aisément chez les personnes foibles. On l'aide en faisant frotter la peau très-régulièrement avec une vergette ou une flanelle; quand elle est très-languissante on n'a pas de plus sûr moyen pour la ranimer, que d'avoir tout le corps couvert immédiatement de laine. L'on doit éviter d'être trop habillé, dans la crainte de suer, ce qui nuit toujours à la transpiration; les couloirs forcés restent plus foibles, et s'acquittent moins bien ensuite de leurs fonctions; l'on doit éviter de l'être trop peu, ce qui arrête également toute évacuation cutanée. La partie que tout le monde, et les personnes foibles plus que les autres, doivent tenir plus chaudement, c'est les pieds; l'on ne négligeroit pas cette précaution si aisée, si l'on savoit à quel point elle intéresse la conservation de toute la machine. Le fréquent froid des pieds dispose aux maladies chroniques les plus fâcheuses : il y a un grand nombre de personnes sur lesquelles il produit promptement de mauvais effets : mais ceux sur-tout, qui sont sujets à des maux de poitrine, à des coliques ou à des obstructions, ne peuvent trop se prémunir contre ses dangers. Les Sacrificateurs, qui marchoient toujours à pieds nus sur les pavés du Temple, étoient souvent attaqués de violentes coliques.

La salive se sépare quelquefois très-abondamment chez les personnes foibles, le relâchement des organes salivaires les dispose à cette copieuse secrétion ; si les malades la crachent continuellement, il en résulte deux maux : l'un qu'ils s'épuisent par cette évacuation ; l'autre que cette humeur si nécessaire à l'ouvrage de la digestion, qui, sans elle, ne s'opère qu'imparfaitement, lui manque, et la rend par-là même pénible et mauvaise. J'ai fait assez sentir les dangers d'une mauvaise digestion, pour qu'il ne soit pas besoin d'insister plus long-temps sur ceux d'une évacuation qui la rend telle; c'est par cette raison que M. *Lewis* défend absolument à ses malades de fumer la fumigation, entr'autres inconvénients disposant à une salivation abondante par l'irritation qu'elle produit sur les glandes qui fournissent à cette secrétion.

L'inspiration qui se fait d'une personne à l'autre, et dont j'ai parlé plus haut, ne pouroit-elle pas être rappelée ici comme moyen de curation ? *Capivaccio* avoit cru utile de faire coucher son malade entre ses deux nourrices ; et il est très-vraisemblable que l'inspiration de leur expiration contribua peut-être autant que le lait, à rétablir ses forces. *Elidœus*, contemporain de *Capivaccio*, et Précepteur de *Forestus*, qui nous a conservé cette observation (1) conseilla à un jeune homme qui étoit dans

_____

(1) Observ. et Curat. l. 1, observ. 10, t. I, p. 122.

le marasme, le lait d'ânesse, et de coucher avec sa nourice, qui étoit une femme extrêmement saine et à la fleur de l'âge ; ce conseil réussit très-bien, et on ne discontinua que quand le malade avoua qu'il ne pouvoit plus résister au penchant qui le portait à abuser de ses forces revenues. On pourroit conserver un remède utile et en prévenir le danger, en ne mêlant pas les sexes.

Les Passions.

L'on a vu plus haut l'étroite union de l'âme et du corps ; l'on a compris combien le bien-être de la première influoit sur le second; l'on a vu les sinistres effets de la tristesse ; ainsi il est presque inutile d'ajouter qu'on ne peut trop éviter toutes les sensations disgracieuses de l'âme, et qu'il est de la dernière conséquence de ne lui en procurer que d'agréables dans toutes les maladies, et sur-tout dans celles qui, comme la consomption dorsale, disposent par elles-mêmes à la

tristesse ; tristesse qui par un cercle
vicieux, les augmente considérablement.
Mais, et c'est une des difficultés du traitement, souvent les malades se complai-
sent à ce symptôme de leur mal, et l'on
ne peut pas les déterminer à faire des
efforts pour le surmonter ; d'ailleurs, il ne
faut pas se faire illusion, et croire qu'il
n'y a qu'à ordonner d'être gai pour qu'on
le devienne ; le rire ne se commande pas
plus qu'il ne se défend ; et l'on est aussi
peu maître de s'empêcher d'être triste,
que d'avoir un accès de fièvre, ou une
rage de dents. Tout ce qu'on peut exiger
des malades, c'est qu'ils se prêtent aux
remèdes contre la tristesse, comme ils
se prêteroient à d'autres ; ces remèdes
sont moins la compagnie dans ce cas,
(nous avons vu qu'elle leur déplaisoit
par des raisons particulières), que la
variété des situations. Le changement
continuel des objets forme une succes-
sion d'idées qui les distrait, et c'est ce
qu'il leur faut. Rien n'est plus pernicieux

aux personnes qui sont portées à se livrer à une seule idée , que le désœuvre-
ment et l'inaction. Rien n'est sur-tout
plus pernicieux à nos malades; et ils ne
peuvent éviter avec trop de soin l'oisiveté
et l'abandon à eux-mêmes. Les exerci-
ces champêtres , les travaux de la campagne les distraient plus puissamment
que bien d'autres. M. *Lewis* veut qu'on
ne voie , s'il est possible , que des objets
de son sexe ;

Nam non ulla magis vires industria firmiat,
Quam venerem et cæci stimulos avertere amoris
VIRG.

que les malades ne soient jamais absolument seuls, qu'on ne les laisse point se
livrer à leurs réflexions ; qu'on ne leur
permette ni lecture , ni aucune occupation d'esprit; ce sont autant de causes,
dit-il , qui épuisent les esprits, et qui
retardent la cure. Je ne penserois pas
avec lui qu'on dût absolument leur interdire toute lecture. On doit leur dé-

fendre de lire long-temps de suite, ne
fût-ce qu'à cause de la foiblesse de leur
vue ; on doit leur défendre toute lecture
qui demanderoit de l'application ; on doit
leur interdire sévèrement toutes celles
qui pourroient rappeler à leur souvenir
des idées, à leur imagination des objets dont il seroit à souhaiter qu'il per-
dissent la mémoire ; mais il en est qui,
sans fixer beaucoup l'attention, et sans
pouvoir rappeler des images dangereu-
res les distraient agréablement, et pré-
viennent les dangers terribles d'un ennui
désœuvré.

Les remèdes.

Je suivrai le même ordre que dans
l'article précédent. J'indiquerai les remèdes qu'on doit éviter, avant que de
parler de ceux qu'on doit suivre. J'ai
déjà indiqué une première classe de ceux
qu'on doit exclure ; ce sont ceux qui
irritent, les remèdes chauds et volatils. Il
y en a une seconde très-opposée, et

également nuisible, les évacuants. J'ai déjà dit que les sueurs, la salivation, les urines abondantes épuisoient le malade. Je ne reparlerai pas de ces évacuations; l'on sent que tous les remèdes qui les exciteroient, doivent être bannis : il reste à examiner la saignée et les évacuations des premières voies. L'indication étant de redonner des forces, pour juger s'ils conviennent, il ne s'agit que de savoir si ces évacuations sont propres à la remplir. Je serai court. Il y a deux cas dans lesquels la saignée rétablit les forces, dans les autres elle les ôte; ou quand on a trop de sang, ce n'est pas le cas des personnes en consomption, ou quand le sang a acquis une densité inflammatoire qui, le rendant impropre à ses usages, détruit promptement les forces; c'est la maladie des gens vigoureux, de ceux qui ont les fibres roides, et la circulation forte, nos malades sont précisément dans le cas contraire; la saignée ne peut que leur nuire. *Toutes les gouttes de sang,*

dit M. GILCHRIST, *sont précieuses aux
personnes qui sont en consomption ; la
force assimilante qui le répare est détruite, et ils n'en ont que ce qu'il leur
faut pour soutenir la circulation très-
foiblement* (1). M. LOBB, qui a très-bien
approprié les effets des évacuations, est
positif. *Dans les corps*, dit-il, *qui n'ont
que la quantité de sang nécessaire, si
on la diminue par les saignées ou par
les autres évacuations, on diminue les
forces, on trouble les secrétions, et on
produit plusieurs maladies* (2). La façon
dont M. *Senac* parle de la saignée, lui
donne encore plus sûrement l'exclusion
dans ce cas. *Si la matiere dense ou rouge
manque, les saignées sont inutiles ou
pernicieuses ; on doit donc les interdire
aux corps exténués, dont le sang est en
petite quantité ou a peu de consistance;*

_____

(1) On sea voyage, p. 117.
(2) A letter shewingt what, is the proper
préparation of persons for inoculation, parag. 4.

*quand il ne sort des vaisseaux qu'une
liqueur qui à peine peut donner de la
couleur au linge ou à l'eau* (1). L'on a
vu que tel étoit l'état du sang des masturbateurs ; et c'est généralement celui
des personnes foibles et valétudinaires.
Que ceux qui travaillent à les guérir par la
saignée comparent leur méthode à ce précepte fondé sur la théorie la plus éclairée
et les observations pratiques les plus nom-
breuses et les mieux réfléchies, ce sont les
bases de l'Ouvrage dont je le tire, et qu'ils
jugent des succès auxquels ils doivent
s'attendre.

Les remèdes qui évacuent les premières voies, fortifient quand il se trouve
dans ces parties, ou des amas de matières si considérables, que par leur masse
elles gênent les fonctions de tous les
viscères, ou quand il y a dans l'estomac
et dans les premiers intestins des matières

_____

(1) Traité du cœur, l. 4. s. 1, Par. 2, t. 11
p. 263.

putrides, dont l'effet ordinaire est une grande foiblesse. Dans ces cas-là, on peut employer les évacuants, si rien ne les contr'indique, s'il n'y a point d'autres moyens de débarrasser les premières voies, ou s'il y a du danger à ne pas les évacuer promptement. Ces trois conditions se trouvent rarement chez les personnes qui sont dans un état de consomption, chez lesquelles la foiblesse et l'atonie des premières voies est une contr'indication toujours présente aux purgatif ou aux émétiques. Il y a le plus souvent un autre moyen d'en procurer l'évacuation successive; c'est d'employer les toniques non astringents : tels sont un grand nombre d'amers, qui, en redonnant du jeu aux organes, produisent le double bon effet de digérer ce qui peut l'être, et d'évacuer le superflu. Il y-a enfin rarement du danger à ne pas les évacuer promptement, ce danger a lieu quelquefois dans les maladies aiguës; l'âcreté des matières que la chaleur

augmente , et la prodigieuse réaction
des fibres peuvent occasionner des symptômes violents , qui n'ont jamais lieu dans
les maladies de langueur , dans lesquelles
les évacuants proprement dits , ne sont
par-là même jamais , à beaucoup près;
aussi nécessaires , et sont , comme je l'ai
dit , très souvent contr'indiqués. L'atonie
le manque d'action , sont la cause des
amas ; quand il s'en fait, qu'on les vuide
par un purgatif , l'effet est dissipé , mais
la cause qui l'a produit est considérablement augmentée, l'on a réparé le mal
existant , et celui que le remède a fait ,
si l'on ne parvient pas à y remédier promptement l'effet se reproduit plus vite
qu'auparavant; et si l'on se laisse aller à employer de nouveau les purgatifs,
on augmente une seconde fois le mal ,
l'on fait d'ailleurs contracter aux intestins
une paresse qui les empêche de faire
leurs fonctions; l'on parvient au point
de ne plus avoir d'évacuations que par
art; en un mot les purgatifs , dans les

embarras des première voies, chez les
personnes foibles, ne produisent une diminution dans l'effet qu'en augmentant
la cause, ne soulagent pour le moment
qu'en empirant la maladie. L'on ne suit
cependant que trop cette méthode; les
malades l'aiment, elle paroît plus
prompte; et effectivement, pourvu que
la chûte des forces ne soit pas trop considérable, ils se trouvent soulagés pour
peu de jours; le mal, il est vrai, revient
mais on aime mieux l'attribuer à l'insuf-
fisance qu'à l'opération du remède, auquel on s'affectionne; d'ailleurs, les
malades sont pour le soulagement présent, et peu de Médecins ont le courage
de s'y opposer : il est cependant bien
important, en Médecine comme en Morale, de savoir sacrifier le présent à
l'avenir; la négligence de cette loi peuple
le monde de malheureux et de valétudinaires. Il seroit à souhaiter que l'on
pût inculquer à tant de Médecins et à
tant de malades, le beau morceau qu'on

trouve dans la Pathologie de M. *Gaubius*, sur tous les maux que cet abus des
purgatifs entraine (1).

N'y a-t-il point de cas, dira-t-on, dans
lesquels les émétiques et les purgatifs
puissent être admis pour les malades dont
je parle ? Sans doute, il en est quelques-
uns, mais très-rares ; et il faut bien de
l'attention pour ne pas se laisser tromper
aux signes qui paroissent indiquer les
évacuants, et qui souvent dépendent d'une
cause qu'on doit attaquer par tous autres
remèdes. Je n'entrerai point dans le détail de ces distinctions, il seroit hors de
place ; et il me suffit d'avoir averti que
les évacuants devoient rarement avoir lieu
dans cette maladie. M. *Lewis* croit qu'un
émétique doux peut préparer utilement
les premières voies pour les autres remèdes, mais il ne veut pas qu'on aille au-
delà : plusieurs cas m'ont appris qu'on
pouvoit et qu'on devoit très souvent s'en

_____

(1) Parag. 484.

passer; et j'ai rapporté plus haut deux observations de M. *Hoffmann*, qui prouvent tout le danger de ce remède. Sans expérience, le seul bon sens persuade qu'un remède qui donne des convulsions, doit peu convenir dans des maladies qui sont l'effet des convulsions réitérées.

C'est en combattant la cause qu'on détruit le mal; pour peu qu'on en enlève chaque jour, on est sûr que l'effet disparoîtra sans crainte de retour. Si l'on n'agit que sur l'effet, le travail de chaque jour est non-seulement inutile au jour suivant, mais presque toujours nuisible.

Après avoir indiqué ce qu'on doit éviter, que doit-on faire? J'ai marqué plus haut les caractères que doivent avoir les remèdes; fortifier sans irriter. Il en est quelques-uns qui peuvent remplir ces deux indications: cependant le catalogue n'en est pas long, et les deux plus efficaces sont, sans contredit, *le quinquina et les bains froids*. Le premier de ces remèdes est, depuis près d'un siècle, regardé,

L

indépendamment de sa vertu fébrifuge,
comme l'un des plus puissants fortifiants
et comme calmant. Les médecins modernes les plus célèbres le regardent
comme spécifique dans les maladies des
nerfs. L'on a vu qu'il entroit dans l'ordonnance de M. *Boerhaave*, rapportée
plus haut ; et M. *Vandermonde* s'en
est servi avec beaucoup de succès dans
le traitement d'un jeune homme que des
débauches en femmes avoient jeté dans
un état très-fâcheux (1). M. *Lewis* le
préfère à tous les autres remèdes ; et M.
Stehelin dans la lettre dont j'ai déjà parlé
plusieurs fois, dit qu'il le croit le plus
efficace de tous.

Vingt siècles d'expériences exactes et
raisonnées ont démontré que les bains

---

(1) Recueil périodique d'observations de Médecine , etc. t. 6 , p. 65. L'on trouve , dans le
second volume de ce même Ouvrage la description d'une maladie produite par la même cause,
qui mérite d'être lue.

froids possédoient les mêmes qualités. Le Docteur *Baynard* en a prouvé l'usage plus particulièrement dans les désordres produits par la masturbation et les excès vénériens, sur-tout dans un cas où, indépendamment de l'impuissance et d'une gonorrhée simple, il y avoit une si grande foiblesse, augmentée, il est vrai, par les saignées et les purgatifs, qu'on regardoit le malade comme au bord du tombeau (1).

M. *Lewis* ne craint pas d'affirmer encore plus positivement leur efficacité : *de tous les remedes*, dit-il, *soit internes, soit externes, il n'y en a aucun qui égale les bains froids. Il rafraîchissent, ils fortifient les nerfs, et ils aident la transpiration plus efficacement qu'aucun reméde intérieur; bien ménagés, ils sont plus efficaces dans la consomption dorsale que tous les autres remedes pris*

(1) SYNCHRONISME or the history of cold bathing. p. 254, 281.

ensemble. L'on doit même remarquer
que les bains froids ont, comme je l'ai déjà
dit de lair , un avantage particulier ; c'est
que leur action dépend moins de la réaction, c'est-à-dire, des forces de la nature,
que celle des autres remèdes ; ceux-ci
n'agissent presque sur le vivant ; les
bains froids donnent du ressort même
aux fibres mortes.

L'union du quinquina et des bains froids
est indiquée par la parité de leurs vertus ; ils opèrent les mêmes effets, et ;
étant combinés , ils guérissent des maladies que tous les autres remèdes n'auroient fait qu'empirer. Fortifiants , séda-
tifs , fébrifuges , ils redonnent les forces,
diminuent la chaleur fébrile et nerveuse,
et calment les mouvemens irréguliers ,
produits par la disposition spasmodique
du genre nerveux. Ils remédient à la foi-
bloisse de l'estomac , et dissipent très-
promptement les douleurs qui en sont la

suite. Ils redonnent de l'appétit ; ils facilitent la digestion et la nutrition ; ils rétablissent toutes les sécrétions , et sur tout la transpiration ; ce qui les rend si efficaces dans toutes les maladies catarrales et cutanées ; en un mot ils remédient à toutes les maladies causées par la foiblesse , pourvu que le malade ne soit attaqué ni d'obstructions indissolubles , ni d'inflammations , ni d'abscès ou d'ulcères internes; conditions qui n'excluent , même nécessairement , ou presque nécessairement , que les bains froids, mais qui permettent souvent le quinquina.

J'ai vu, il y a quelques années, un étranger , âgé de vingt-trois ou vingt-quatre ans , qui dès sa plus tendre enfance , étoit tourmenté par des maux de tête cruels , et presque continus , vu la fréquence et la longueur des accès , qui étoient toujours accompagnés d'une perte totale de l'appétit. Le mal avoit considérablement empiré par l'usage des saignées, évacuants, des eaux purgatives, des bains

chauds, des bouillons, et d'une foule
d'autres remèdes. Je lui ordonnai les
bains froids et le quinquina. Les accès
devinrent en peu de jours plus foibles et
beaucoup moins fréquens : le malade,
au bout d'un mois, se crut presque radicalement guéri ; la cessation des remèdes et la mauvaise saison renouvelèrent
les accès, mais infiniment moins violemment qu'auparavant ; il recommença la
même cure au printemps suivant, et la
maladie vint à être si légére qu'il crut
n'avoir plus besoin de rien. Je suis persuadé que les mêmes secours réitérés une
ou deux fois, le guériront radicalement.

Un homme de vingt-huit ans étoit dé-
solé depuis bien des années, par une
goutte irrégulière qui se jetoit toujours à
la tête, et occasionnoit des désordres ef-
frayants sur le visage ; il avoit consulté
plusieurs médecins, et essayé des remèdes de plusieurs espèces ; depuis peu
un vin médicinal, composé des aromates
les plus pénétrants, infusés dans le vin

d'Espagne ; tous , et sur-tout le dernier ,
avoient augmenté le mal ; l'on avoit appliqué des vésicatoires aux jambes, qui
occasionnoient des symptômes violents,
et ce fut à cette époque que je fus
mandé. Je lui conseillai une forte décoction d quinquina et de camomille , qu'il
continua pendant six semaines, et qui lui
redonna plus de santé qu'il n'en avoit
eu depuis bien des années. Il seroit inutile de rapporter un plus grand nombre d'exemples , sur-tout étrangers à la
matière , pour prouver la vertu fortifiante de ces remèdes si bien démontrée
depuis long-temps , et dont tout indique
l'usage dans cette maladie : usage dont
les plus heureux succès ont confirmé
l'utilité.

Quand j'ai employé le quinquina en
forme liquide , j'ai ordonné la décoction
d'une once avec douze onces d'eau, ou
suivant l'indication , de vin rouge , cuit
pendant deux heures dans un vaisseau
bien fermé , pour en prendre trois onces

-trois fois par jour. Je place les bains froids le soir, quand la digestion du dîner est entièrement finie ; ils contribuent à procurer un sommeil tranquille. J'ai vu un jeune masturbateur qui passait les nuits dans l'insomnie la plus inquiète, et qui étoit baigné tous les matins dans des sueurs coliquatives ; la nuit qui suivit le sixième bain, il dormit cinq heures, et se leva le matin sans sueur, et beaucoup mieux.

Le mars est un troisième remède, trop employé dans tous les cas de foiblesse, pour qu'il soit nécessaire d'insister sur son efficacité comme fortifiant ; comme il n'a rien d'irritant, il est extrêmement approprié à nos malades. On le donne ou en substance ou en infusion ; mais la meilleure préparation, ce sont les eaux martiales préparées par la nature, et sur-tout les eaux de Spa, l'un des plus puissans toniques qu'on connoisse, et un tonique qui, bien loin d'irriter, adoucit tout ce que les humeurs peuvent

avoir de trop âcre. Les gommes, la
myrrhe, les amers, les aromates les
plus doux, sont aussi d'usage. Ce sont
les circonstances qui doivent décider sur
le choix entre ces différens remèdes. Les
premiers que j'ai indiqués, méritent généralement la préférence; mais il peut
se trouver des cas qui en exigent d'autres;
on peut en général les choisir dans toute
la classe des nervins, en prenant pour
boussole dans ce choix les précautions
que j'ai indiquées plus haut. C'est une
maladie de nerfs, on doit la traiter comme
telle, et souvent on l'a fait, et on a
réussi sans en connoître la cause; il est
vrai, et des observations incontestables
me l'ont démontré, que l'ignorance de
cette cause, et par-là même la négligence
des précautions qu'elle exige, a d'autres
fois rendu infructueux les traitemens les
mieux indiqués en apparence, sans que
les Médecins puissent pénétrer la cause
de ce peu de succès.

J'ordonnai au jeune homme, dont le

cas est décrit dans un fragment de ses
lettres, des pilules dont la myrrhe
faisoit la base, et une décoction de
quinquina, qui eurent le plus heureux
succès (1). *Je m'aperçois chaque jour,*
m'écrivait-il seize jours après avoir commencé ces remèdes, *du grand bien qu'ils*
me font; mes maux de tête ne sont
plus ni si fréquens, ni si violens; je ne
les ai plus que lorsque je m'attache
trop; l'estomac va mieux; je n'ai plus
que rarement les douleurs dans les
membres. Au bout d'un mois sa guérison fut complète, à cela près qu'il
n'avoit pas, et n'aura peut-être jamais
les forces qu'il auroit eues sans sa mau-

---

(1) R. Myrh. elct. unc. ss. gum. galban. extr.
trifol. fibr. terr. Japon. aa. dr. 2. Str. Cort. aur. q.
s. f. pil. gr. III sept. une heure avant le déjeûner,
le dîner et le souper, avec trois onces de la boisson
R. cort. peruv. unc. 2. Cort. rad. capp. unc 1.
cinuam. acut. dr. Il limat. mort. in nédul. lax.
unc. ss. com. aq. font lib. Il ss. l. a. f. decoct.

vaise conduite. L'échec que la machine reçoit dans le temps de l'accroissement, a des conséquences qui ne se réparent point. Puisse cette vérité être bien imprimée dans l'esprit des jeunes gens! elle a été depuis peu fortement prêchée. *La jeunesse*, dit M. LINNAEUS, *est un temps important pour se former une santé robuste. Rien n'est plus à craindre que l'usage prématuré ou excessif des plaisirs de l'amour : il en naît des foiblesses dans la vie, des vertiges, la diminution de l'appétit, et même l'affoiblissement de l'esprit et de la raison. Un corps énervé dans la jeunesse, n'en revient plus ; sa vieillesse est prompte et infirme, et sa vue courte* (1). Seize cents ans avant ce grand Naturaliste, *Plutarque*, dans son bel ouvrage sur l'édu-

---

(1) Ce morceau est tiré d'une Dissertation de cet illustre Naturaliste, sur les fondemens de la santé. Voyez Mercure Danois, Juillet 1758, p. 65.

cation des enfans, avoit recommandé la
formation de leur tempérament comme
une chose extrêmement importante. *L'on
ne doit*, dit-il, *négliger aucun des soins
qui peuvent contribuer à l'élégance et
à la force du corps* (les excès dont je
traite, nuisent autant à l'une qu'à l'autre);
car, ajoute-t-il, *le fondement d'une
vieillesse heureuse, c'est une bonne
constitution dans la jeunesse ; la tem-
pérance et la modération à cet âge,
sont un passe-port pour vieillir heureusement* (1).

A l'observation précédente, dont le
succès paroît dû au quinquina, j'en joindrai une autre dans laquelle les bains
froids furent le principal remède. Un
jeune homme d'un tempérament bilieux,
instruit au mal dès l'âge de dix ans,
avoit toujours été dès ce temps-là foible,
languissant, cacochyme; il avoit eu quelques maladies bilieuses qui avoient eu

---

(1) De puerorum institut, ch. 10.

beaucoup de peine à se guérir ; il étoit
extrêmement maigre, pâle, foible, triste.
Je lui ordonnai les bains froids, et une
poudre avec la crême de tartre, la li-
maille, et très-peu de canelle, dont il
prenoit trois fois par jour. Dans moins
de six semaines, il acquit une force qu'il
n'avoit jamais connue auparavant.

Un grand avantage des eaux de Spa
et du quinquina, c'est que leur usage
fait passer le lait. Les eaux de Spa par-
tagent cet avantage avec quelques autres
eaux. L'on a vu plus haut que M *Hoff-*
mann ordonnoit le lait d'ânesse avec un
tiers d'eau de Selter. M. *de la Mettrie*
nous a conservé une belle observation
de M. *Boerhaave. Ce Duc aimable,*
je traduis mot à mot, *s'étoit mis hors*
du mariage ; je l'ai remis dedans par
l'usage des eaux de Spa avec le lait(1).

---

(1) Supplément à l'Ouvrage de Pénélope, ch.
I. p. 35. Amabilis ille Dux se posuerat extrâ
matrimonium ; ego illum reposui intrâ.

La foiblesse de l'estomac, qui rend la digestion trop lente, les acides, le peu d'activité de la bile, les engorgemens dans les viscères du bas-ventre, sont les principales causes qui empêchent la digestion du lait, et qui n'en permettent pas l'usage. Les eaux, qui remédient à toutes ces causes, ne peuvent qu'en faciliter la digestion ; et le quinquina qui remplit les mêmes indications, doit aussi se marier très-bien avec le lait. L'on peut employer ces remèdes, ou avant, pour préparer les voies, ce qui est presque toujours nécessaire, ou en même temps.

Je rétablis parfaitement en 1753 un étranger, qui s'étoit tellement épuisé avec une courtisane, qu'il étoit incapable d'un acte de virilité : son estomac étoit aussi extrêmement affoibli, et le manque de nutrition et de sommeil l'avoient réduit à une grande maigreur. A six heures du matin il prenoit six onces de décoction de quinquina, à laquelle on ajoutait une

cuillerée de vin de Canarie : une heure
après, il prenoit dix onces de lait de
chèvre qu'on venoit de tirer, et auquel
on ajoutoit un peu de sucre, et une once
d'eau de fleur d'orange. Il dînoit d'un
poulet rôti froid, de pain, et d'un verre
d'excellent vin de Bourgogne, avec autant d'eau. A six heures du soir, il prenoit une seconde dose de quinquina; à
six heures et demie, il entroit dans un
bain froid, dans lequel il restoit dix minutes, et au sortir duquel il entroit dans
son lit. A huit heures il reprenoit la
même quantité de lait, et il se levoit
depuis neuf jusqu'à dix. Tel fut l'effet
des ces remèdes, qu'au bout de huit jours.
il me cria avec beaucoup de joie, quand
j'entrai dans sa chambre, qu'il avoit
recouvré *le signe extérieur de la virilité*,
pour me servir de l'expression de **M.**
Buffon. Au bout d'un mois, il avoit
presqu'entièrement repris ses premières
forces.

Quelques poudres absorbantes, quelques cuillerées d'eau de menthe, souvent la seule addition d'un peu de sucre, quelques pilules avec l'extrait de quinquina peuvent aussi contribuer à prévenir la génération du lait. L'on pourrait aussi employer cette gómme nouvellement introduite dans quelques endroits d'Angleterre, sous le nom de *gummi rubrum Gambiense* et sur laquelle on trouve une petite dissertation dans l'excellente collection que publie la nouvelle société de Médecins formée à Londres (1); elle fortifie et elle adoucit : ce sont les deux grandes indications dans les maladies dont il est question.

Enfin, si quelque soin qu'on prît, il étoit impossible de soutenir le lait, on pourroit essayer le lait de beurre ; je l'ai conseillé avec succès à un jeune homme, pour lequel un principe d'hypocondrialgie me faisoit craindre le lait entier. Les bilieux le boivent avec plaisir, et s'en trou-

---

(1) Médical observations. And. inquiries, I. p. 36.

vent toujours bien ; on doit le préférer au lait, toutes les fois qu'il y a beaucoup de chaleur, un peu de fièvre, une disposition érésipelateuse, et il est sur-tout d'un très-grand usage, quand les excès vénériens produisent une fièvre aiguë telle que celle dont mourut *Raphaël.* Malgré la foiblesse, les toniques nuiroient ; la saignée est dangereuse, le fameux *Jonston*, mort Baron de *Ziebendorf*, il y a plus de quatre-vingts ans, l'avoit déjà défendue positivement dans ce cas (1) ; les cures trop rafraîchissantes ne réussisent pas, comme M. *Vandermonde* le prouve, et comme je l'ai vu moi-même ; mais le lait de beurre réussit très-bien, pourvu qu'il ne soit pas trop gras. Il calme, il délaie, il adoucit, il désaltère, il rafraîchit, et en même-tems il nourrit et il fortifie, ce qui est bien important dans ce cas, dans lequel les

_____

In febre ex venere cavendum à venæ sectione Syntagma, l. 1, tit. 2, c 1.

forces se perdent avec une promptitude dont on n'a point d'idée. M *Gilchrist* , qui ne fait pas grand cas du lait dans l'éthisie, loue extrêmement le lait de beurre dans la même maladie (1). .

Depuis la dernière édition de cet Ouvrage, faite il y a quatre ans, j'ai été consulté par plusieurs personnes énervées : quelques-unes ont été entièrement guéries ; un assez grand nombre considérablement soulagées ; d'autres n'ont rien gagné ; et quand le mal est parvenu à un certain point, tout ce qu'on peut espérer , c'est que les remèdes arrêtent les progrès du mal : j'ai ignoré une partie des succès.

Le lait, dans presque toutes ces cures , a été l'aliment principal : le quinquina , le fer , les eaux martiales et le bain froid , ont été les remèdes. J'ai mis quelques malades entièrement au lait , d'autres n'en prenoient qu'une ou deux fois par jour.

_____

(1) On sea voyage , p. 119.

Le malade dont j'ai détaillé la maladie dans la section V., où j'en ai promis le traitement, ne vécut, pendant trois mois, que de lait, de pain bien cuit, d'un ou deux œufs sortant du ventre de la poule, par jour, et d'eau fraîche, au moment où on l'apportoit de la fontaine. Il prenoit du lait quatre fois par jour; deux fois au sortir du pis, sans pain; deux fois chauffé, avec du pain. Le remède étoit un opiat, composé de quinquina, de conserve d'écorce d'orange, et de sirop de menthe. Il avoit l'estomac couvert avec un emplâtre aromatique: on lui frottoit tout le corps avec une flannelle tous les matins; il prenoit le plus d'exercice qu'il pouvoit à pied et à cheval, et sur-tout il vivoit beaucoup en plein air. Sa foiblesse et ses maux de poitrine m'empêchèrent de lui conseiller les bains froids à cette époque. Le succès des remèdes fut tel, que les forces revinrent, l'estomac se rétablit; il put, au bout d'un mois, faire une lieue de chemin à pied;

les vomissements cessèrent entièrement ; les douleurs de poitrine diminuèrent considérablement, et il continue, depuis plus de trois ans, à être dans un état fort tolérable : il revint peu-à-peu aux aliments ordinaires, parce qu'il se dégouta du lait.

Les parties génitales sont toujours celles qui recouvrent le plus lentement leurs forces ; souvent même elles ne les recouvrent point, quoique le reste du corps paroisse avoir recouvré les siennes, l'on peut prédire à la lettre, dans ce cas, que la partie qui a péché, sera celle qui mourra.

J'ai toujours trouvé plus de facilité à guérir ceux qui se sont épuisés par de grands excès en peu de temps, dans l'âge fait, que ceux qui se sont épuisés à la longue par des pollutions plus rares, mais commencées dans la première jeunesse, et qui ont empêché leur accroissement, et ne leur ont jamais laissé acquérir toutes leurs forces. On peut

envisager les premiers comme ayant eu
une maladie très-violente qui a consumé
toutes leurs forces ; mais les organes
ayant acquis toute leur perfection, quoiqu'ils aient beaucoup souffert, la cessation de la cause, le temps, le régime,
les remèdes peuvent les rétablir. Les se-
conds n'ont jamais laissé former leur tempérament ; comment le rétabliroient-ils ?
Il faudroit que l'art opérât dans l'âge de
maturité, ce qu'ils ont empêché la nature
d'opérer dans l'enfance et dans la puberté :
on sent combien cet espoir est chiméri-
que ; et les observations me prouvent tous
les jours que les jeunes gens qui se sont
livrés à cette souillure dans l'enfance, à
l'époque du développement de la puberté, époque qui est une crise de la nature, pour laquelle toutes ses forces
lui sont nécessaires : l'observation me
prouve, dis-je, que ces jeunes gens ne
doivent point espérer d'être jamais vigoureux et robustes, et ils sont très-heureux
quand ils peuvent jouir d'une santé mé-

diocre, exempte de grandes maladies et
de douleurs.

Ceux qui ne se repentent que tard,
dans un âge où la machine se conserve,
quand elle est bien montée, mais où elle
ne répare que péniblement, ne doivent
pas non plus avoir de grandes espérances:
au-dessus de quarante ans, il est rare de
rajeunir.

Quand j'ordonne le quinquina avec du
vin, je ne fais pas vivre uniquement de
lait, mais je fais prendre le remède le
matin, et du lait le soir. J'ai trouvé quelques malades pour lesquels il a fallu
changer cet ordre : le vin pris le matin
les faisoit constamment vomir.

Quand j'emploie les eaux minérales,
j'en fais boire quelques bouteilles pures
avant que de les mêler avec du lait.

Quand le mal est invétéré, il dégé-
nère ordinairement en cacochymie, et il
faut commencer par la détruire avant que
de travailler au rétablissement des forces : c'est dans ce cas que les évacuants

sont quelquefois indispensablement nécessaires, et opèrent très-efficacement.
Les fortifiants, les nourrissants, le lait
ordonnés dans ces circonstances, jettent
dans une fièvre lente, et le malade perd
ses forces à proportion de l'usage qu'il
en fait.

Quand des excès prompts jettent tout-
à-coup dans des foiblesses si considérables, qu'on a lieu de craindre pour la vie
du malade, il faut recourir aux cordiaux
actifs, donner du vin d'Espagne, avec
un peu de pain, des bouillons succulents, avec des œufs frais; mettre le malade au lit, et lui appliquer sur l'estomac des flanelles trempées dans du vin
chauffé avec de la thériaque.

Dans les cas où les excès vénériens ont
occasionné une fièvre aiguë, on ne doit
employer la saignée que quand elle est
indiquée par la plénitude et la dureté du
pouls; et il vaut mieux en faire deux pe-
tites qu'une grande. La décoction blanche
de l'eau dorge, avec un peu de lait, quel-

ques prises de nitre, des lavements avec une décoction de fleurs de bonhomme, quelques bains de pieds tièdes, et pour nourriture des bouillons de veau farineux, sont les remèdes véritablement indiqués, et ceux qui ont réussi très-promptement dans les cas où je les ai employés.

Les symptômes demandent rarement un traitement particulier, et ils cèdent au traitement général. On peut cependant joindre quelquefois les fortifiants externes aux fortifians internes quand on veut fortifier plus particulièrement une partie ; et j'ai souvent conseillé, avec succès, des épithêmes, où des emplâtres aromatiques sur l'estomac, et il n'est pas inutile d'envelopper les testicules dans une fine flanelle trempée dans quelque liquide fortifiant, et de les soutenir par l'usage d'un suspensoir.

L'on peut placer ici ce que dit M. *Got-ter* « J'ai quelquefois guéri la goutte se- reine, occasionnée par des excès vé- nériens, en employant les fortifiants

» internes, et des poudres nasales cépha-
» liques, qui, par l'irritation légère
» qu'elles produisoient, déterminoient
» un plus grand afflux des esprits ani-
» maux sur le nerf optique (1). »

Il seroit inutile d'entrer dans de plus
grands détails sur la cure; quelqu'étendue que je leur donnasse, ils ne pourroient jamais servir à guider les malades
sans le secours d'un médecin, pour lequel ils seroient superflus. Je me suis
plus étendu sur le régime, parce que,
quand le mal n'a pas fait de grands progrès, joint à la cessation de la cause, il
peut seul opérer la guérison, et que chacun peut s'y astreindre sans aucun danger. Il ne me resteroit, pour terminer
cette partie, qu'à joindre la cure préser-
vatoire : j'ai senti que cet article manquoit
à la première édition de cet Ouvrage, et
que c'étoit un vuide essentiel. Un homme
célèbre dans la république des lettr e

(1) De perspir. insensib. p. 514, 515.

M

par ses Ouvrages, et plus respectable encore par ses talents, ses connoissances et ses qualités personnelles; que par son nom et par les emplois qu'il remplit si dignement dans une des premières villes de Suisse, **M.** *Iselin*, Secrétaire d'état à Basle, (il voudra bien me permettre de le nommer), m'a fait sentir ce vuide d'une manière bien polie. Je rapporterai le fragment de sa lettre avec d'autant plus de plaisir, qu'il marque précisément ce qu'il faudroit faire. *Je souhaiterois, m'écrit-il, voir de votre main un Ouvrage dans lequel vous expliqueriez les moyens les plus sûrs et les moins dangereux, par lesquels les parents, pendant le temps de l'éducation, et les jeunes gens, lorsqu'ils sont abandonnés à leur propre conduite, pourroient le mieux se préserver de cette violence des desirs, qui les porte à des excès dont naissent des maladies si horribles, ou à des désordres qui troublent le bonheur de la société, et le leur propre. Je ne*

doute pas qu'il n'y ait une diete qui fa-
vorise particulierement la continence.
Je crois qu'un Ouvrage qui nous l'en-
seigneroit, joint à la description des
maladies produites par l'impureté,
vaudroit les meilleurs traités de morale
sur cette matiere.

Il a, sans doute, bien raison; rien ne
seroit plus important que cette addition
qu'il desire; mais rien de plus difficile en
la séparant des autres parties de l'éducation, non-seulement médicinale, mais
morale. Pour traiter cet article à part,
si l'on vouloit le traiter bien, il faudroit
établir un grand nombre de principes,
qui prolongeroient beaucoup trop ce petit
Ouvrage, et qui lui sont d'ailleurs très-
étrangers. Quelques préceptes généraux,
isolés des principes et des divisions nécessaires, non-seulement seroient peu
utiles, mais pourroient même devenir
dangereux; ainsi il vaut mieux renvoyer
ce traité à faire partie d'un plus considérable sur les moyens de former un

bon tempérament, et de donner aux
jeunes gens une santé ferme; matiè re qui
quoique traitée pas d'habiles gens , n'est
pas encore épuisée , tant s'en faut , et
sur laquelle il y a une foule de choses
extrêmement importantes à ajouter aussi
bien que sur les maladies de cet âge.
Ainsi, malgré moi, je ne toucherai point
ici cet article. Tout ce que je puis dire ,
c'est que l'oisiveté, l'inaction de trop long
séjour au lit, un lit trop mou , une diète
succulente , aromatique, salée , vineuse,
les amis suspects, les ouvrages licencieux,
étant les causes les plus propres à porter
à ces excès , on ne peut les éviter avec
trop de soin. La diète est sur-tout d'une
extrême importance ; et l'on n'y fait pas
assez d'attention. Ceux qui élèvent les
jeunes gens , devroient avoir présente la
belle observation de S. Jerôme: *les for-*
ges de Vulcain, les volcans du Vésuve
et le mont Olympe , ne brûlent pas de
plus de flammes que les jeunes gens
nourris de mets succulents et abreuvés

de vin. MENJOT, l'un des médecins de Louis-le-Grand, dès le milieu jusqu'à la fin du siècle dernier, parle de femmes que l'excès d'hypocras jetta dans une extase vénérienne. L'usage du vin et des viandes est d'autant plus fâcheux, qu'en augmentant la force des aiguillons de la chair, il affoiblit celle de la raison, qui doit leur résister. *Le vin et les viandes hébêtent l'âme*, dit PLUTARQUE dans son Traité *du manger des viandes*, Ouvrages qui devroit être généralement lu. Les plus anciens médecins, avoient déjà connu l'influence du régime sur les mœurs, ils avoient l'idée d'une médecine morale; et *Galien* nous a laisé, sur cette matière, un petit Ouvrage, qui est peu-être ce que l'on a de mieux jusqu'à présent. L'on sera convaincu, après l'avoir lu, de la réalité de sa promesse. « Que ceux qui » nient que la différence des aliments rend » les uns tempérants, les autres dissolus; » les uns chastes, les autres incontinents; » les uns courageux, les autres poltrons; » ceux-ci doux, ceux-là querelleurs ;

» d'autres modéstes, les derniers pré-
» somptueux; que ceux, dis-je, qui nient
» cette vérité, viennent vers moi, qu'ils
» en suivent mes conseils pour le man-
» ger et pour le boire, je leur promets
» qu'ils en retireront de grand secours
» pour la philosophie morale; ils senti-
» ront augmenter les forces de leur ame;
» ils acquerront plus de génie, plus de
» mémoire, plus de prudence, plus de
» diligence. Je leur dirai aussi quelles
» boissons, quels vents, quelle tempé-
» rature de l'aîr, quels pays ils doivent
» éviter, ou choisir (1) ». *Hypocrate*,
Platon, *Aristote*, *Plutarque*, nous
avoient déjà laissé de très-bonnes choses
sur cette importante matière; et, parmi
les Ouvrages qui nous restent du Pytha-
goricien *Porphyre*, ce zélé anti-chrétien
du troisième siècle, il y en a un de *l'abs-
tinence des viandes*, dans lequel il re-

_____

(1.) Quod animi mores corporis temporamenta
se quuntur, c. 9. CHARTERIUS, t. 5, p. 452.

proche à *Firmuse Castricius*, à qui il l'a-
dresse, d'avoir quitté la diète végétale,
quoiqu'il eût avoué qu'elle étoit la plus
propre à conserver la santé, et à faciliter
l'étude de la philosophie : et il ajoute :
depuis que vous mangez de la viande,
votre expérience vous a appris que cet
aveu étoit bien fondé. Il y a de très-
bonnes choses dans cet Ouvrage.

Le préservatif le plus efficace, le seul
infaillible, c'est, sans contredit, celui
qu'indique le grand homme qui a le mieux
connu ses semblables, et toutes leurs voies
qui a vu non-seulement ce qu'ils sont, mais
ce qu'ils ont été, ce qu'ils devroient être,
et ce qu'ils pourroient encore devenir ;
qui les a le plus véritablement aimés ; qui
a fait les plus grand efforts en leur faveur,
qui s'est acrifié pour eux, et qui en a
été le plus cruellement persécuté. *Veil-
lez avec soin sur le jeune homme ; ne le
laissez seul ni jour ni nuit ; couchez tout
au moins dans sa chambre. Dès qu'il
aura contracté cette habitude, la plus*

funeste à laquelle un jeune homme
puisse être assujetti, il en portera jus-
qu'au tombeau les tristes effets, il aura
toujours le corps et le cœur énervés.
Je renvoie à l'Ouvrage même pour lire
tout ce qu'il y a d'excellent sur cette
matière (1).

La peinture du danger, quand on
s'est livré au mal, est peut-être le plus
puissant motif de correction; c'est un
tableau effrayant, bien propre à faire
reculer d'horreur. Rapprochons-en les
principaux traits. Un dépérissement général de la machine; l'affoiblissement
de tous les sens corporels et de toutes
les facultés de l'âme; la perte de l'i-
magination et de la mémoire; l'imbécillité; le mépris, la honte, l'ignominie
qu'elle entraîne après soi; toutes les
fonctions troublées; suspendues, dou-
leureuses; des maladies longues, fâ-

---

(1) Voyez de l'Education, t. 2, p. 232; t. 3,
p. 235, etc.

cheuses, bizarres, dégoûtantes ; des douleurs aiguës et toujours renaissantes ;
tous les maux de la vieillesse dans l'âge
de la force , une inaptitude à toutes les
occupations pour lesquelles l'homme est
né ; le rôle humiliant d'être un poids
inutile a la terre; les mortifications auxquelles il expose jeurnellement;le dégoût
pour tous les plaisirs honnêtes ; l'ennui ,
l'aversion des autres et de soi , qui en
est la suite ; l'horreur de la vie , la
crainte de devenir suicide d'un moment
à l'autre ; l'angoisse pire que les douleurs
les remords pire que l'angoisse, remords
qui croissant journellement , et prenant
sans doute une nouvelle force quand l'âme
n'est plus affoiblie par les liens du corps,
serviront peut-être de supplice éternel ,
et de feu qui ne s'éteint point; voilà l'es-
quise du sort réservé à ceux qui se
conduiront comme s'ils ne le craignoient
pas.

Avant que de quitter l'article du traitement , je dois avertir les malades (et

cet avis regarde également tous ceux
qui ont des maladies chroniques, sur-tout
quand elles sont accompagnées de foiblesse) qu'ils ne doivent point espérer
que l'on puisse réparer dans quelques
jours des maux qui sont le produit des
erreurs de quelques années. Il doivent
s'attendre aux ennuis d'une cure longue
et s'astreindre scrupuleusement à toutes
les règles du régime : si quelquefois elles
paroissent minutieuses, c'est parce qu'ils-
ne sont pas en état d'en sentir l'importance ; et il faut qu'ils se répètent sans
cesse que l'ennui de la cure la plus
rigide, est fort inférieur à celui de la
maladie la plus légère. Qu'il me soit
permis de le dire , si l'on voit des maladies curables qui ne guérissent point ,
parce qu'elles sont mal traitées , l'on
en voit ici aussi un grand nombre que l'in-
docilité du malade rend incurables, malgré les secours les mieux indiqués de la
part du médecin. *Hypocrate* exi-
geoit, pour mieux s'assurer du succès ,

que le malade, le médecin et les assis-
tans fissent également leur devoir : si
ce concours étoit moins rare, les issues
heureuse seroient plus fréquente. *Que
le malade*, dit ARETÉE, *soit courageux, et qu'il conspire avec le Médecin contre la maladie* (1) J'ai vu les
maladies les plus rebelles céder à l'éta-
blissement de cette harmonie ; et des
observations très-récentes m'ont démontré que la férocité même des maladies
cancéreuses, cédoit à des cures ordon-
nées peut-être avec quelque prudence,
mais sur-tout exécutées avec une docilité et une régularité dont les succès font
l'éloge.

---

(1) De diut. morb. l. 1. proëm. p. 27.

ᴆᴇ

ARTICLE IV.

Maladies analogues.

SECTION XI.

Les pollutions nocturnes.

J'AI montré les dangers d'une évacuation trop abondante de semence par les excès vénériens et par la masturbation, et j'ai dit, au commencement de cet Ouvrage, qu'elle se perdoit aussi par les pollutions nocturnes dans des songes lascifs, et par cet écoulement connu sous le nom de gonorrhée simple; j'examinerai brièvement ces deux maladies.

Telles sont les lois qui unissent l'âme avec le corps, que, lors même que les sens sont enchaînés par le sommeil, elle s'occupe des idées qu'ils lui ont transmises pendant le jour.

Lec quæ in vitâ usurpunt homines, cogitant, curant vident,
Quæque aiunt vigilantes agitantque, ea si cui in somno acci-
    dunt,
Minus mirum est. Acc.

Une autre loi de cette union, c'est que sans troubler cet enchaînement des autres sens, ou, pour ôter toute équivoque, sans leur rendre la sensibilité aux impressions externes, l'ame peut, dans le sommeil, faire naître les mouvemens nécessaires à l'exécution des volontés que les idées dont elle s'occupe lui suggèrent. Occupée d'idées relatives aux plaisirs de l'amour, livrée à des songes lascifs les objets qu'elle se peint produisent sur les organes de la génération les mêmes mouvemens qu'ils y auroient produits pendant la veille, et l'acte se consomme physiquement, s'il se consomme dans l'imagination. L'on sait ce qui arriva à *Horace* dans un des gîtes de son voyage à Brindes.

Hic ego mendacem stultissimus usque puellam
Ad mediam noctem expecto : sommus tamen aufert
Intentum veneri : tum immundo sonnia visu
Nocturnam vestem maculant ventremque supinum.

Ces organes, à leur tour irrités les premiers, ne réveillent quelquefois que l'imagination, et suscitent des songes qui se terminent comme les précédens.

Ces principes servent à expliquer les différentes espèces de pollutions.

La première est celle qui vient d'une surabondance de semence ; c'est celle des gens à la force de l'âge, qui sont sanguins, vigoureux, chastes. La chaleur du lit venant à raréfier les humeurs, et la liqueur spermatique étant plus susceptible de raréfaction qu'une autre, les vésicules irritées entraînent l'imagination, qui, d'énuée des secours qui lui feroient voir l'illusion, s'y livre toute entière : l'idée du coït en produit l'effet dernier, l'éjaculation. Dans ce cas cette évacuation n'est point une maladie ; c'est plutôt une crise favorable, un mouvement qui débarrasse d'une humeur qui, trop abondante et trop retenue, pourroit nuire ; et, quoique quelques Médecins, qui n'ajoutent foi qu'à ce qu'ils ont vu , l'aient nié , il n'en est pas moins vrai que cette liqueur peut , par son abondance, produire des maladies différentes du priapisme ou de la fureur utérine.

QU'ON ME PERMETTE une courte digresion sur cette question ; elle n'est pas étrangère à mon sujet.

A semine retento multos produci morbos memorat Galenus (1) et exemplum in historiâ monstrat. Ille novit virum et mulierem quibus hujusmodi erat natura, qui præ viduitate à libidinas usu abstinentes , torpidi , pigrique facti sunt. Homo cibi cupiditatem amisit, atque ne exiguam quidem ciborum partem concoquere potuit ; ubi verò se ipsum cogendo, plus cibi ingerebat, protinùs ad vomitum excitabatur ; mœstus etiam apparebat, non solùm has ob causas , sed etiam (ut melancholici solent) citrà

_____

(1) De loctis affectis, l, 9, c. 5, CHARTER , tome 7. p. 919.

manifestam occasionem : mulier verò
præter cætera mala, nervorùm quoque
distentione vexabatur. Verùm hi quàm
celerime liberati sunt, ad pristinam con-
suetudinem reversi. Dùm Montis pes-
sulani eram, observationem ferè persi-
milem vidi. Mulier valens, quadrage-
simum ætatis suæ annum complens,
exiguo post tempore vidua; quæ anteà
cùm viri concubitu gauderet, hoc om-
ninò post obitum ejus fuerit privata, in-
cidit tam violenter in affectu histerico
ut deficere videretur actiones sensuum;
cùm nullum remedium in eâ accessus
tolerare potuerat, nisi titillatio partium
genitalium (veluti per coitum usu venire
solet). Indè agitabatur toto corpore, et
à copiosâ pollutionne seminis evacuaba-
tur quo facto libera est mulier à molestiâ
suâ.

Aliam observationem. Zacutus refert
(1) ex eâdem causâ patienbatur puella que

---

(1) Prax. admirand. l. 2. obs. 85.

ex intervallis paroxysmo ita convelleba-
tur: ut accedente difficili respiratione ;
tota convulsa ; sine sensu ullo , oculis
distortis , nimio dentium stridore præ-
cedente cùm linguâ tremulâ , animam
efflare videretur. Cui cùm plurima auxi-
lia quæ in hâc accessione utilia sunt ,
non juvarent , pessaria ex acri confec-
ta utero applicanda curavit , ex quorum
admotione , titillatione et fervore quo-
dam in utero concitato, copiosum semen
excernens, ab accessione sævâ superstes
remansit.

Historiam monialis Hoffmannus enar-
rat , quæ ob eamdem causam , ab eadem
evacuatione , aliquoties paroxysmum
solvebat.

Homines duo inquit Zacutus, quum
concubitu quo anteà creberrimè uteban-
tur , privarentur , in gravissima damna
incurrere : alter in otio et mollitie edu-
catus cùm tabi esset propinquus , à coïtu
cùm cessârit , huic sensim , et sine sensu
umbilicus intumuit. Neptus , et ad con-

cubitum reversus, sanitatem recupe-
ravit. Alter verò nobilissimus, adeò erat
coitus studio deditus, ut lassatus et de-
bilis, cogeretur hâc de causâ ad tem-
pus lecto quiescere. Ecce post sex men-
ses; nauseâ correptus, vertigine concu-
titur, et post paucos dies épilepsiâ sævâ
opprimitur. Ab accessione auxiliorum
ope levatus, medicorum præsidia expos-
tulat. Hi, sympathicam epilepsiam à
vitio ventriculi subortam rati, tonum et
ventriculum à vitiosis humoribus expur-
gant et roborant, sed frustrà. Nam
malo ferociùs infestante, post paucas
horas velut sideratus extinctus est. Dis-
secto corpore, nullum vitium in stoma-
cho, cerebro, reliquisque partibus in-
ventum, præterquam in cavitate vasis
semen in penem deferentis et ulceribus
sordidis, ab hâc virulentâ substantiâ re-
tentâ concretis.

Dom. Zinde (1) dissertationem Bazili-

_____

(1) Nicolas ZINDELIUS, de morbis ex castitate
nimia oriundis, Basilicæ, 1745.

cæ publicavit, jam quindecim ab hinc
annis, ubi observationes morborum à
semine retento acri productis in unum
colligit, quæ lectu non indignæ sunt.

Hic subjici potest quæ Dom. Sauvages
dixit, de mulierum castitate ; quæ pudori
litant, sed tantâ veneris cupiditate in-
cenduntur, et eò ardentiùs ac miserabi-
liùs flagrant, quò ardorem suum regunt
accuratiùs ; indè mœror, agrypnia, ano-
rexia, macies, pollutiones frequentes.
Ille celebris Medicus puellam novit
hujuscemodi quæ ad senis putridi et infi-
ceti pedes prostrata et acerrimè suam
calamitatem deplorans, intereà hisce
invitis seminis profluviis erat obnoxia, à
duobus annis his miseriis cruciata, et
castimoniam mentis intemeratam ser
vans : immanè patiebatur vensis derede-
rium sensitivum cui constanter relucta-
batur voluntas.

Un médecin respectable par son savoir et par son âge, qui a suivi long-temps
les armées Autrichiennes en Italie, m'a

dit avoir remarqué que ceux des soldats
allemands qui n'étoient pas mariés , et
qui vivoient sagement , étoient souvent
attaqués d'épilepsie, de priapisme ou de
pollutions nocturnes; accidents qui venoient d'une sécrétion trop abondante de
semence , et peut-être de ce qu'elle avoit
plus d'âcreté dans un climat plus chaud
que leur patrie , et où la diète est plus
succulente.

Le docteur *Jacques*, que j'ai déjà
cité ailleurs , avoit fait une Thèse (1)
sur les maladies produites par la privation
du plaisir vénérien. M. *Reneaume* en a
fait une autre sur *la virginité claustrale*,
dont l'objet est le même.

---

(1) Il est bon de remarquer que la Thèse de M.
Jacques ne fut point soutenue; il y eut un Arrêt
de défense du Parlement.M.de la Mettrie tradui-
sit cette Thèse en françois, ou plutôt la fit imprimer, car elle étoit déjà traduite, et l'insera dans
cette satyre cruelle et odieuse des médecins de
Paris; ouvrage qui fait autant de tort à la vérité
qu'à son esprit.

Enfin, sans parler de quelques autres, M. *Gaubius* met la continence excessive dans la classe des causes des maladies. Il est rare, dit-il, qu'elle produise quelques maux; on l'a vu cependant dans quelques hommes nés avec beaucoup de tempérament, et qui forment beaucoup de semence, et dans quelques femmes (1); il fait ensuite l'énumération de ces maux. L'on ne doit donc point en nier l'existence, mais l'on peut en affirmer la rareté, sur-tout dans ce siècle, qui paroît être celui de la foiblesse; et l'on se trompe tous les jours, en attribuant indistinctement à cette cause toutes les maladies qui attaquent les personnes nubiles du sexe, et en leur conseillant le mariage pour tout remède; remède souvent mal indiqué, et souvent nuisible, parce qu'il ne peut pas détruire les vices qui entretenoient la maladie, et qu'il ne fait qu'ajouter aux maux passés,

---

(1) Institutiones patologicæ, parag. 563.

ceux que la grossesse et les couches produisent ordinairement dans les personnes
languissantes. Je reviens aux pollutions.

L'on a vu que la première espèce, produite par une surabondance de semence
qu'elle évacue, n'étoit pas un mal en elle-
même, mais elle peut le devenir en revenant trop fréquemment, et lors même
qu'il n'y a plus de surabondance nuisible.
J'ai déjà observé qu'une évacuation
disposoit à une suivante, tant est grande
la force de l'habitude, qui consiste en
ce que la réitération des mouvements
les rend plus faciles, et qu'ils se produisent par la plus légère cause; observation d'une grande utilité pour l'in-
telligence de l'économie animale, sur
laquelle *Galien*, et sur-tout M. *Maty*
(1), ont dit d'excellentes choses, mais

---

(1) GALENUS, libro de consuetudinibus CHAR-
TER. t. 6, p. 541.

M. MATY, dissertatio de consuetudinibus ef-
ficacia in corpus humanum, Leid, 1740. M. PU-

qui n'a cependant pas encore été pleine-
ment traitée ; et il en résulte cet inconvénient , c'est que les évacuations en
deviennent une suite , indépendamment
du besoin , et lors même qu'il n'existe
pas. Alors elles sont très-fâcheuses, et
elles ont tous les dangers de l'évacuation
excessive procurée par d'autres moyens.
Satyrus , surnommé *Grypalopex* , de-
meurant à Thasus , eut , dès l'âge de
vingt-cinq ans , de fréquentes pollutions nocturnes ; quelquefois même

---

JATI a aussi donné de très bonnes réflexions sur
cette matière dans son traité de la diète des fiè-
vreux, p. 57, etc. Les Métaphysiciens qui parroissent l'avoir mieux saisi sont M. LOKE , Essai, etc.
l. 2, c. 32. M. DE CONDILLAC, Traité des animaux,
p. 2, c. 2. et 9; L'auteur anonyme des élémens de
psycologie, c. 61. 62, 63. 64 connoit un homme
qui , ayant été éveillé, il y a plus de vingt ans ,
à une heure après minuit, par le bruit d'un in-
cendie , s'est constamment réveillé toutes les
nuits dès cette époque, précisément à la même
heure.

la semence s'écouloit pendant le jour. Il
mourut de consomption dans sa trentième
année (1).

M. *Zimermann* me parle d'un homme
d'un très-beau génie, à qui les pollutions avoient fait perdre toute l'activité de
son esprit, et dont le corps étoit exactement dans l'état décrit par *Boheraave.*
L'on a vu, les maux que M. *Hoffmann* observa après des pollutions.
Les symptômes les plus ordinaires, quand
le mal n'a pas fait encore de bien grands
progrès, c'est un accablement continuel;
plus considérable le matin, et de vives
douleurs de reins. L'on me consulta il y a
quelques mois pour un vigneron âgé de
cinquante ans, très-robuste auparavant,
et que des pollutions fréquentes depuis
trois ou quatre mois avoient si prodigieusement affoibli qu'il ne pouvoit travailler
que quelques heures par jour, souvent
même il en était empêché par des dou-

----

(1) Epidem l. 6, s. 6, n. 52. **FOES.** 1201.

leurs de reins qui le retenoient au lit et il maigrissoit journellement. Je donnai quelques conseils, dont j'ai ignoré l'exécution et l'effet.

J'ai connu un homme devenu sourd pendant quelques semaines, après un long rhume négligé, qui, quand il avoit une pollution nocturne étoit beaucoup plus sourd le lendemain, avec beaucoup de mal-aise; et un autre affaibli par plusieurs causes, qui après la pollution, se réveille dans un engourdissement si général, qu'il est comme paralytique pendant une heure et fort abattu pendant plus de vingt-quatre.

L'on peut mettre dans cette première classe les pollutions de ceux qui, ayant été accoutumés à de fréquentes émissions les suspendent tout-à-coup. Telles étoient celles d'une femme dont parle *Galien*; elle étoit dans le veuvage depuis quelque temps, et la rétention du sperme lui procuroit des maladies de l'utérus; elle eut dans le sommeil, des

N

mouvements des lombes , des bras et des jambes , qui étoient convulsifs , et qui furent accompagnées d'une émission abondante de sperme épais, avec la même sensation que dans le coït (1). Une danseuse fut blessée par hasard près du sein gauche fort légèrement ; le Chirurgien lui prescrivit une diète assez sévère , et lui défendit des plaisirs dont elle étoit en usage de jouir souvent. La troisième nuit de cette privation, à laquelle elle se soumit, en négligeant la diète , elle eut une pollution qui, revenant plusieurs fois toutes les nuits suivantes, la maigrissoit à vue d'œil , et lui causoit de violents maux de reins. La plaie ne laissoit pas de guérir, et l'eût été tout-à-fait , si elle s'étoit ménagée pour les aliments et la boisson. Le Chirurgien, ferme dans ses principes, continuoit son interdiction, la saignoit et la purgeoit. Ennuyé et affoiblie elle laissa les remèdes reprit son an-

_____

(1) De semine, l. 2. CHARTER , t. 3, p. 213.

cien train, la foiblesse et les douleurs se dissipèrent bien vîte.

Mais qu'on se garde bien de conclure de cette observasion l'inutilité du précepte des plus grands Maîtres en Chirurgie, qui fondés sur d'autres observations, interdisent sévèrement le coït aux blessés; il n'y a point de Praticien qui n'ait pu se convaincre par soi-même combien il leur est nuisible. J'en rapporterai un seul exemple dans lequel la masturbation fut mortelle, et dont *G. Fabrice de Hilden* nous a conservé l'histoire. *Cosme Notan* avoit coupé la main à un jeune homme qui l'avoit eue meurtrie par un coup de feu ; comme il le connoissoit très-ardent, il lui défendit sévérement tout commerce avec sa femme qu'il avertit aussi du danger. Mais quand tous les accidents furent dissipés, et que la guérison étoit en bon train , le malade se sentant des desirs auxquels sa femme ne voulut pas répondre, il se procura , sans coït , une émission de semence , qui fut immédia-

tement suivie de fièvre , de délire , de
convulsions , et d'autres accidents violents , dont il mourut au bout de quatre
jours (1).

J'ai vu un jeune marié , qui, se jettant
étourdiment du siège d'un cabriolet ,
tomba à côté ; la roue de derriere lui
passa sur le pied , entre le talon et la
cheville ; il n'eut ni fracture , ni luxa-
tion , mais une forte contusion ; se
trouvant bien au bout de cinq jours ,
il se conduisit comme s'il n'eût point
eu d'accident.

Deux heures anrès toute la jambe enfla
avec des douleurs inouies, et une forte
fièvre qui dura près de trente heures.
Revenons.

Ce que j'ai dit au commencement de
cette section, sur la liaison entre les rêves et les idées dont l'ame s'est occupée
pendant le jour , sert à expliquer pourquoi les masturbateurs sont si sujets aux
pollutions nocturnes : leur ame , occu-

---

(1) Observat. Chirurg. cent. 1, obs. 22.

pée pendant tout le jour d'idées vénériennes, se représente pendant la nuit
les mêmes objets, et le songe lascif est
suivi d'une évacuation qui est toujours
prête à se faire quand les organes ont acquis un degré considérable d'irritabilité.

Il est important de prévenir de bonne
heure les progrès de l'habitude; et, quelle
que soit la première cause des pollutions,
de ne pas les laisser invétérer. Quand
elles ont duré long-temps, elles se guérissent très-difficilement. *Il n'y a point
de maladie, dit* M. HOFFEMAN, *qui
tourmente plus les malades et donne
plus de peine aux Médecins, que des
pollutions nocturnes qui ont duré long-
temps, et qui sont devenues habituelles
sur tout si elles reviennent tous les jours.*

*L'on emploie les meilleurs remè-
des presque toujours inutilement,
souvent même ils font plus de mal que
de bien* (1)

----

(1) Conf. 102.

Tous les Médecins qui ont écrit sur cette maladie , en ont dit la guérison très-difficile ; et tous les Médecins qui ont eu occasion de la traiter , l'ont éprouvé eux-mêmes , et l'on ne doit point en être surpris. A moins que l'on ne pût ou redonner aux organes leur force , ou diminuer leur irritabilité pendant le tems qui s'écoule entre deux pollutions , ce qui est impossible , ou prévenir tout-à-coup le retour des songes lascifs , ce qui n'est pas plus aisé , on doit être sûr que la pollution reviendra, et qu'elle détruira presque tout le bien que peut avoir opéré la petite quantité de remèdes qu'on a employé depuis la dernière : on ne peut donc gagner d'une pollution à l'autre qu'un infiniment petit , et il faut en accumuler un grand nombre avant que d'obtenir un effet sensible.

Cœlius Aurelianus a rassemblé tout ce que les Anciens on dit de mieux sur le traitement. Il veut, 1°. que le malade évite, autant qu'il est possible, toute idée vénérienne ; 2°. qu'il soit couché sur un lit de matière dure et rafraîchissante ; qu'il applique sur ses reins une mince plaque de blomb ; qu'il applique sur toutes les parties qui sont le siège de la maladie, des éponges trempées dans de l'eau et d'un vinaigre, ou des choses rafraîchissantes comme les balaustes, l'acacia, l'hypocriste, le pusilium, et 3°. qu'il ne fasse usage que d'aliments et de boissons qui rafraîchissent et qui resserrent. Il lui conseille, 4°. les fortifians ; 5° l'usage du bain froid ; 6°. de ne jamais se coucher sur le dos, mais toujours sur le côté ou sur le ventre. Ce conseil est plein de bonnes choses ; mais voyons plus distinctement qu'elle est l'indication qui se présente. C'est de diminuer la quantité de la semence et de prévenir les rêves.

La diète et le régime général sont beaucoup plus propres à la remplir que les remèdes. Les alimens les plus con-

venables sont ceux qui sont tirés du régne végétal, les légumes et les fruits.
Parmi les viandes, celles qui contiennent le moins de substance. Dans l'une
et l'autre classe, il faut faire choix de
ceux qui n'ont aucune âcreté. L'on a
déjà vu plus haut l'influence de ce
régime sur la tranquillité du sommeil;
on ne peut trop le recommander aux personnes affligées de pollutions nocturnes
à qui cette tranquillité est si nécessaire.
Elles doivent sur-tout renoncer au souper, ou au moins ne souper que très-
légèrement; cette seule attention contribue plus à opérer la guérison que tous
les remèdes.

J'ai vu, il y a plusieurs années, un
jeune homme qui avoit presque toutes
les nuits une pollution nocturne; et qui
avoit déjà eu quelque accès de *cochemar*.
Un Chirurgien-Barbier lui ordonna de
boire en se couchant quelques verres
d'eau chaude, qui, sans diminuer les
pollutions, augmentèrent la dernière

maladie ; les deux maux se réunirent et revinrent toutes les nuits ; le fantôme du cochemar étoit une femme qui occasionnoit en même-temps la pollution. Affoibli par cette double maladie , et par la privation d'un sommeil tranquille , il marchoit à grands pas vers une comsomption. Je lui ordonnai de ne prendre à souper qu'un peu de pain et quelques fruits crus, de souper de bonne heure , et de prendre en entrant au lit, un verre d'eau fraîche avec quinze gouttes de liqueur anodine minérale d'Hoffman. Il ne tarda pas à reprendre un sommeil tranquille ; les deux maladies se dissipèrent éntièrement, et il recouvra bientôt ses forces.

Les viandes indigestes, et les viandes noires, sur tout le soir , sont un véritable poison pour ce mal ; et je le répète, sans la privation d'un souper , sur-tout animal, les autres remèdes ne sont d'aucune utilité. Le vin , les liqueurs , le café nuissent par plusieurs endroits La

N 2

meilleure boisson est l'eau pure, sur
chaque bouteille de laquelle on peut
dissoudre avec succès une dragme de
nitre. J'ai cependant vu, il n'y a pas
long-temps, un malade à qui le nitre
nuisoit, en lui procurant de plus fréquentes pollutions : j'attribuai cet effet
à deux causes; l'une, c'est qu'il avoit
les nerfs très-foibles, et dans ces tem-
péraments le nitre agit comme irritant;
l'autre, c'est qu'il augmentoit considérablement les urines; la vessie se remplis-
soit plus promptement pendant la nuit, et
l'on sait que la tension de la vessie est
une des causes déterminantes des pollutions.

Le précepte que donne *Cœlius* d'éviter les lits mous, est de la plus grande
importance; il n'y faut point souffrir
de plume; la paille seroit de beaucoup à
préférer au crin, et j'ai vu quelques malades qui se sont bien trouvés de couvrir
le matelas d'un cuir. conseil de ne pas
se coucher sur le dos est également né-

cessaire; cette situation nuit, en contri-
buant à rendre le sommeil plus agité,
et en échauffant davantage les parties
génitales. Enfin, comme l'habitude a
ici une très-grande influence, et qu'il
importe de la rompre, l'observation suivante pourra fournir un moyen d'y réus-
sir. Je la tiens d'un Italien respectable
par ses vertus, et l'un des plus excellents
hommes que je me rappelle d'avoir vus.
Il me consultoit pour une maladie très-
différente ; mais, enfin de mieux m'ins-
truire, il me fit toute l'histoire de sa santé.
Il avoit été incommodé, cinq ans auparavant, de pollutions fréquentes, qui
l'épuisoient totalement. Il résolut fortement le soir de se réveiller au premier
moment où une femme frapperoit son
imagination, et s'occupa long-temps de
cette idée avant que de s'endormir. Le
remède eut le plus heureux succès; l'idée
du danger, et la volonté de se réveiller,
unies étroitement la veille à l'idée d'une
femme, se reproduisirent au milieu du

sommeil en même-temps, que cette dernière ; il se réveilla à temps, et cette précaution réitérée pendant quelques soirs dissipa le mal.

Mais que ces deux derniers cas n'inspirent pas trop de sécurité ; il en est contre lesquels les meilleurs remèdes échouent ; celui que M. *Hoffman* rapporte (1) en est un exemple ; et l'on doit d'avance donner aux malades l'avis qu'il donnoit au sien ; c'est que, sans une longue persévérance dans l'usage des remèdes, on ne doit en attendre aucun effet, ou plutôt, dans ce cas, où le régime est l'essentiel, ce n'est souvent qu'en l'observant long-temps qu'on peut éprouver un soulagement sensible. Si l'on emploie des remèdes, ils doivent être fondés sur la même indication que le régime. Il n'y a pas long-temps que j'ai vu une saignée assez abondante emporter le mal. Les poudres nitreuses, la limo-

_____

(1) **Cas.** 102.

nade, les esprits acides, les laits d'amande peuvent être d'usage.

M. *Hoffman* employa pour le masturbateur, qui après avoir quitté ses infamies tomba dans des pollutions, la poudre suivante.

R. C. C. pphice ppat. ossis sepiæ aa unc. S. succini cum instillat. olei tartar per deliquium ppat. dr. II. carc ar. dr I. dont il prenoit une dragme le soir avec de l'eau de cerises noires ; le matin les eaux de Selter et le lait ; pour boisson une tisane de santal, de racines d'esquine, de chicorée, de scorsonère et de canelle. Moyennant ces secours, et une diète convenable, le malade guérit en quelques semaines M. *Zimmermann* a guéri, par l'usage de la même poudre, *des pollutions tres-fréquentes, suivies des langueurs ordinaires, et qui avoient duré quelques années chez un jeune homme de vingt-un ans.* Il n'est pas aisé d'expliquer comment cette poudre, qui n'est qu'un simple absorbant, fait du bien ; mais jai vu de bons effets du camphre.

Une autre espèce de pollutions, ce sont celles des hypocondriaques. La circulation chez eux se fait lentement, sur-tout dans les veines du bas-ventre ; par-là même les parties d'où elles rapportent le sang sont souvent engorgées ; les nerfs sont aisément mis en mouvement, leurs humeurs ont un caractère d'acreté trés-propre à irriter ; leur sommeil est ordinairement troublé par des songes : voilà bien des raisons de pollutions ; aussi ils y sont extrêmement sujets. *L'imagination*, dit M. BOHERHAAVE *produit souvent pendant le sommeil, des émissions de semence. Les gens de lettres les plus assidus, et les rateleux, sont sujets à cet accident, et l'écoulement de la semence est souvent si considérable, qu'ils tombent dans l'atrophie* (1). Cette maladie a pour eux des suites d'autant plus

---

(1 Iustitut. parag. 776.

fâcheuses, qu'ils ne se livrent jamais à
quelques excès dans ce genre, sans en
être extrêmement incommodés. M. *Fleming* l'a heureusement exprimé :

Non veneri crebro licet unquam impunè litarè.

Il n'y a qu'un moyen de curation, c'est
d'attaquer la maladie principale. L'on
commence par détruire les engorgements ; ensuite l'on emploie les bains
froids, et cette salutaire écorce que Dieu
veuille nous conserver. C'est alors véritablement le cas de ces deux puissants
remèdes auxquels on peut quelquefois
allier le mars. Si les attentions sur le choix
des aliments sont nécessaires dans tous
les cas, elles le sont plus particulièrement
dans celui-ci. Les hypocondriaques font
généralement très-mal les digestions ; les
aliments mal digérés produisent des gonflements flatueux qui, troublant la circulation, les disposent aux pollutions de
deux façons : 1°. en gênant le retour du
sang dans les veines génitales ; 2°. en

troublant la tranquillité du sommeil, et
en disposant par-là même aux rêves. L'on
sent par-là la raison de la défense que
Pythagore faisoit à ses disciples, de
manger des aliments flatueux, qu'il regardoit avec raison comme nuisibles,
tant à la netteté et à la force des fonctions de l'ame, qu'à la chasteté. Outre
les deux raisons que j'en ai données,
pourrois-je hasarder d'en indiquer une
troisième, que j'ai eu fortement lieu de
soupçonner chez deux malades? C'est
l'expansion de l'air dégagé des fluides
dans les corps caverneux, ce qui produisoit une érection et le prurit vénérien.
Personne n'ignore que toutes nos liqueurs
sont imprégnées de ce fluide; mais que
tant qu'elles sont parfaitement saines, il
y est comme incarcéré et privé de toute
élasticité. De grands Physiciens avoient
cru qu'il n'y avoit que deux moyens de
la lui rendre; un degré de chaleur plus
considérable qu'on ne l'observe jamais
dans le corps animal, et la putréfaction,

Mais une foule d'observations de maladies produites par l'air ainsi dilaté, ont
prouvé qu'indépendamment de ces deux
causes il y avoit d'autres altérations dans
les fluides qui opéroient le même effet, et
ces altérations paroissent plus fréquentes
chez les hypocondriaques ; ainsi il n'est
point étonnant que les corps caverneux
soient le siège de ce développement d'air
maladif ; il n'y a au contraire point de
partie qui paroisse devoir y être plus
exposée ; si l'on n'y a pas fait attention
plutôt, c'est vraisemblablement manque
d'observateurs plutôt que d'observations.
Celles-ci font sentir toute la nécessité
d'éviter ces aliments qui, plus chargés
d'air que les autres, incommodent, et
par celui qui s'en sépare dans les premières voies, et par celui qu'ils portent
dans le sang. Tout le monde sait que la
bière nouvelle, qui est extrémement
flatueuse, occasionne de violentes érections ; et j'ai vu, depuis la dernière édition de cet Ouvrage, que M. *Thierry*,

un des plus savants Médecins, et des plus célèbres Praticiens de France, a connu ces érections flatueuses.

L'on peut placer ici, comme analogue à cette dernière espèce de pollution, et attaquant principalement les mélancoliques, une maladie qu'on pourroit appeler fureur génitale; elle diffère du priapisme et du satyriasis, je la peindrai par une observation que j'avois déjà publiée dans la première édition latine de cet Ouvrage, et omis dans la française. Un homme âgé de cinquante ans, en étoit atteint depuis plus de vingt-quatre; et, dans ce long terme, il n'avoit pas pu se passer vingt-quatre heures de femme, ou de l'horrible supplément de l'Onanisme; et il réitéroit ordinairement les actes plusieurs fois par jour. Le sperme étoit clair, âcre, stérile; l'évacuation très-prompte. Il avoit les nerfs excessivement affoiblis; des accès de mélancolie, et des vapeurs très-violentes, les facultés abruties; l'ouïe très-pésante, les yeux extrêmement foibles;

il est mort dans l'état le plus triste. Je ne lui ai jamais conseillé de remèdes ; il en avoit pris un grand nombre ; plusieurs ne lui avoient rien fait ; tous ceux qui étoient chauds lui avoient nui ; le seul quinquina infusé dans du vin que lui avoit ordonné M. *Abinus*, l'avoit soulagé ; et l'autorité de ce grand Médecin est un nouveau témoignage bien respectable en faveur de ce remède. On trouve parmi les consultations de M. *Hoffman*, un cas à-peu-près semblable. Le prurit vénérien étoit presque continuel, et l'ame et le corps étoient également énervés (1).

SECTION XII.

Gonorrhée simple.

La *Gonorrhée*, dit GALIEN qui ne connoissoit que la simple, *est un écoulement de semence sans érection.* Plusieurs Auteurs de tous les siècles en parlent,

(1) Consult. cent. 2 et 3, oper. t. 3, p. 214.

et Moïse, le plus ancien de tous. L'on trouve, dans les observations d'*Hypo-crate*, l'exemple d'un montagnard, dont la maladie paroit avoir été un marasme, et qui avoit un écoulement involontaire d'urine et de semence(1). M. *Boherhaave* paroit cependant mettre cette maladie au nombre des choses douteuses. *On lit*, dit-il, *dans quelques livres de médecine, que la semence s'est quelquefois écoulée sans qu'on l'ait sentie. Mais cette maladie doit être très-rare; et je ne sache pas que la semence se soit écoulée sans quelque chatouillement, ou ce n'étoit pas de la vraie semence séparée dans les testicules, et accumulée dans les vésicules séminaires, quoique j'ai vu la liqueur des prostates s'écouler* (2). Cette autorité est sans doute bien respectable ; mais outre que M. *Boerhaave* ne décide point possitivement, il a contre lui tous les Médecins,

---

(1) Epidem. l. 6, sect. 3, 13, Foës 1173.
(2) Ibid. LA METTRIE, t. 7, p. 214.

et pour ne point sortir de son école, l'un
des ses plus illustres disciples, M. *Gobius*
admet l'évacuation de semence sans sensation. Mes propres observations ne me
laissent pas douter de l'existence de l'une
et de l'autre maladie. J'ai vu des hommes
qui, après une gonorrhée virulente, après
des excès vénériens ou des masturbations
avoient un écoulement continuel par la
verge, mais qui ne les rendoit pas incapables d'érection et d'éjaculation : ils se
plaignoient même qu'une seule éjaculation les affoiblissoit plus qu'un écoulement de quelques semaines; preuve évidente que la liqueur de ces deux évacuations n'étoit pas la même, et que celle qui
sort par la gonorrhée, ne vient que des
prostates de quelques autres glandes qui
entourent l'urètre, des follicules répandue dans toute sa longueur, ou enfin des
vaisseaux exhalants dilatés. J'en ai vu
d'autres qui avoient comme les premiers,
un écoulement qui les affoiblissoit beaucoup plus qui les rendoit incapables de tout
prurit vénérien, de toute érection, et par-là

même de toute éjaculation, quoique les
testicules ne parussent point hors d'état
de faire leurs fonctions. Il me paroît démontré que, dans ces derniers, la vraie
semence testiculaire s'écouloit sans sensation. Et, quand on connoit la structure
des parties génitales, l'on se persuadera
aisément que la première maladie doit
être beaucoup plus fréquente que la der-
niere ; mais l'on comprendra très-bien
l'existence de celle-ci. Les Auteurs exacts
ont appelé gonorrhée vraie, celle dans
laquelle ils ont cru que la matière de
l'écoulement étoit la vraie semence; et
l'autre, *gonorrhée bâtarde ou catarrale.*

Les dangers de cet écoulement sont
très considérables ; l'on a vu le tableau qu'*Arétée* en fait, *comment*, dit-il
au même endroit, *ne seroit-on pas foible, quand ce qui fait la force de la vie
se perd continuellement. La seule semence est ce qui fait la force de l'homme.*
Celse, qui vivoit avant *Arétée*, dit positivement que l'écoulement de semence

sans sensation vénérienne, mène à la
consomption (1). *Jean*, fils de *Zacharie*,
plus connu sous le nom d'*Actuarius*,
dans l'Ouvrage qu'il composa en faveur
de l'Ambassadeur que l'Empereur de
Constantinoble envoyoit dans le Nord,
pense comme les Auteurs que j'ai déjà
cités. *Si l'écoulement de semence qui
se fait sans érrection et sans sensation,
dure quelques-temps, il produit nécessairement la consomption et la mort, parce
que la partie la plus balsamique des humeurs et les esprits animaux se dissipent* (2).

Les Auteurs les plus modernes pensent
comme les anciens. *Tout le corps maigrit*, dit SENNERT, *et sur-tout le dos;
les malades deviennent foibles, secs,
pâles; ils languissent; ils ont des douleurs de reins; les yeux se creusent* (3).

---

(1) De mediciná, l. 4, c. 21.

(2) Medicus, sive de methodo medendi. l. 1,
c. 22.

(3) Praxis medica, l. 3, part. 9, sect. 2, c. 4.

M. *Boerhaave* range cette gonorrhée
parmi les causes de la paralysie ; et l'on
remarquera que, dans cet endroit, il admet la gonorrhée de véritable semence.
« La paralysie, dit-il, qui vient de la
» gonorrhée, est incurable, parce que
» le corps est épuisé (1) » On trouve,
dans une très-bonne dissertation de M.
Koempf, des observations fort intéressantes (2).

Cette maladie peut dépendre de plusieurs causes éloignées. La cause prochaine est presque toujours combinée

---

(1) De morb. nervor. p. 717. Cet Ouvrage,
recueilli de ses leçons depuis 1730 jusqu'à 1735,
et postérieur par-là même de quelques années,
aux leçons recueillies par M. DE HALLER,
prouve que M. BOERHAAVE avoit changé de sentiment sur la possibilité de la gonorrhée vrai-
ment séminale, et l'on sait que ce grand homme
étoit toujours prêt à abjurer ses anciennes idées
pour en adopter de nouvelles, dès qu'il étoit
convaincu qu'elles étoient plus justes.

(2) G. L. KOEMPF, *de morbis ex atrophiâ.*
Basle, 1756.

d'un vice dans les liqueurs qui s'écoulent, qui sont trop tenues et souvent trop âcres, et d'un grand relâchement des parties. Le vice des liqueurs dénote un défaut d'élaboration, qui dépend d'une foiblesse générale, qui exige les toniques, que la foiblesse des organes indique aussi ; les circonstances concourantes décident sur le choix. Il seroit hors de place d'entrer ici dans tous ces détails, sur lesquels on trouvera de bonnes choses dans plusieurs Auteurs, et sur-tout dans *Sennert*, l'Auteur du meilleur abrégé de médecine pratique qu'on ait.

Les mêmes remèdes , indiqués dans le courant de cet Ouvrage con t les autres suites de la pollution , le sont contre celle-ci ; le bain froid, le quinquina , le mars , les autres roborants. M. *Boerhaave* dit que l'épatique produit d'excellents effets *egregios sanè prœstat usus*, dans la gonorrhée invétérée , qui dépend du relâchement des

M

organes (1). Quelquefois, pour détourner la tendance que l'habitude donne aux
humeurs sur la même partie, on peut
commencer par quelques laxatifs ; il y a
même de grands médecins qui leur ont
attribué une efficacité presque spécifique
contre cette maladie ; l'expérience, plus
encore que la raison, m'a prouvé le contraire. Et ceux qui se donneront la peine
de lire les auteurs que j'ai nommés plus
haut, verront qu'ils n'ordonnent rien de
laxatif.

Actuarius ordonne *des choses qui fortifient sans échauffer* (2).

Arétée, qui veut qu'on y remédie in-
cessamment, vu le danger dont elle me-
nace, n'ordonne que des fortifiants, l'abs-
tinence des plaisirs de l'amour, et le
bain froid.

Celse, des ouvrages duquel l'un et l'autre ont profité, ordonne des frictions, et
sur-tout le bain d'eau *extrémement*

(1) Historia plantarum, etc. p. 51.
(2) Ibid. l. 4, c. 8.

froide (*natione que quàm frigidis-
simæ*)*; Fernel* ordonne des aliments
succulents, aisés à digérer, et des élec-
tuaires restaurants (1).

Si la promesse de *Languius*, qui *osoit
juger que les purgatifs et la dicte guéri-
roient cette maladie* est vrai, ce ne
peut être que dans le cas où elle seroit
produite par une mauvaise diète, qui
auroit donné lieu à des obstructions dans
le bas-ventre, et fait dégénérer toutes
les humeurs, sans que les solides eussent
encore reçu d'atteintes bien considérables; et il n'a eu en vue que ce cas; car
s'ils avoient reçu une atteinte un peu
considérable, les purgatifs devroient
nécessairement être aidés par les roborants. Telle étoit la gonorrhée que Regis
observa, et don *Craanem* nous a conservé le détail. *Un homme*, dit-il *d'un
tempérament pituiteux ayant fait long-
temps usage d'aliments humectans, fut*

_____

(1) Oper onm. p. 544.

attaqué d'un écoulement d'une humeur aqueuse, crue visqueuse, qui sortait sans sentiment. Il maigrissoit, ses yeux se cavoient, il perdoit tous les jours ses forces. REGIS *commença par les purgatifs, pour évacuer ces humeurs pituiteuses;* ensuite il lui donna les fortifiants, et les aliments desséchants; enfin si cela ne suffisoit pas, il conseilloit un caustique à chaque jambe (1). Mais cette méthode des purgatifs ne peut jamais convenir, quand cette maladie est la suite des excès vénériens, et qu'elle dépend, comme dit SENNERT, *de la foiblesse que les vésicules séminales ont contractée par les alternatives si fréquentes de réplétion et d'inanition.*

Le détail de quelques cas fera mieux saisir la véritable curation.

Timée en fournit un qui ne peut être mieux placé qu'ici. Un jeune homme, *dit-il*, étudiant en Droit, d'un tempéra-

(1) Voyez J. J. MANGETI, Bibliotheca medipractica, t. 2, p. 525.

rament sanguin, se polluoit manuelle-
ment deux ou trois fois par jour, et
quelquefois plus souvent : il tomba dans
une gonorrhée, accompagnée d'une foiblesse de tout le corps. Je regardai la
gonorrhée comme une suite du relâchement occasionné dans les vaisseaux sé-
minaux, et la foiblesse dépendoit de la
fréquente effusion de semence, qui avoit
dissipé la chaleur naturelle, amassé des
crudités, lésé le genre nerveux, abruti
l'ame et affoibli tout le corps. « Il lui
ordonna un vin fortifiant avec les astringents, et les aromatiques infusés dans le
gros vin rouge; un opiat de même nature,
et un onguent composé d'huile de roses,
de mastic, de nitre, de bol d'Arménie,
de terre sigillée, de balaustes et de cire
blanche. » Le malade fut guéri au bout
d'un mois de ce mal honteux, et je l'a-
vertis de s'abstenir à l'avenir de cette infâme débauche, et de se souvenir de la me-
nace de l'ETERNEL, qui exclut les mous
du Royaume des Cieux. *Cor.* 1, ç. 6. (1). »

_____

(1) Ibid. p. 624.

« Un des meilleurs Médecins que nous ayons en Suisse, me marque M. ZIMMERMANN, M. G. M. WEPFER de Schaffouse, dont l'autorité ne peut être que d'un très-grand poids, assure avoir guéri un écoulement continuel de semence, suite de la masturbation, par le secours de la teinture de mars de LUDOVICI. M. VESLIN, de Zurzach, m'a confirmé la même chose sur sa propre expérience. Pour moi, *ajoute mon ami*, je n'en ai pas vu d'aussi bons effets.

M. le Professeur *Stehelin*, parle d'un homme lettré qui étoit affligé d'une effusion involontaire de semence, sans idées vénériennes, et qu'il a guérie par l'usage d'un vin avec le mars et le quinquina. Les remèdes, et ent'rautres les eaux de Swalbac, et la douche d'eau froide sur le pubis et le périnée, n'eurent pas les mêmes succès chez un jeune homme qui s'étoit attiré ce mal par la masturbation. Il ajoute que M. le Docteur *Bongards*, fameux Praticien de Maseyck, a guéri

deux personnes attaquées d'une débillité
des vésicules séminales, en leur faisant
prendre trois fois par jour huit à dix
goutes de landanum liquide de Syden-
ham dans une tasse de vin de Pontac, et en
leur faisant boire une décoction de salse-
pareille. M. *Stehelin* remarque que, quoi
que l'opium soit un remède contraire aux
indications, il a cependant été conseillé
par *Etmuller contre l'éjaculation trop
pompte qui dépend d'une semence trop
spiritueuse.* Qu'il me soit permis d'ajouter qu'en examinant attentivement le conseil de ce fameux Praticien, et en comparant la nature du mal, dans certains
cas, avec les effets de l'opium, on conce-
vra aisément que ce remède peut quelque
fois être utile, mais non pas dans le cas
dans lequel il le conseille. Il distingue
avec beaucoup de soin les différentes espèces d'écoulements; il assigne les causes
et le traitement de chaque espèce ; et,
passant ensuite à l'éjaculation qui vient
dès le commencement de l'érection.*nimis
citam*, il en donne deux causes ; 1°. le
relâchement des vésicules séminales; 2°.
une liqueur séminale trop bouillante,
trop spiritueuse et trop abondante; c'est
dans ce cas qu'il ordonne l'opium (1).

_____

(1) Colleg. pract. speciale, c. 2, t. 1, p. 459.

mais à quel titre ? L'opium , dont la
vertu aphrodisique est si biendémontrée,
vertu qu'*Etmuller* lui-même indique , et
dans son petit Ouvrage sur ce remède et
dans l'endroit même où il donne ce conseil, ne peut qu'augmenter la cause de
la maladie , est par-là même en aggraver
les symptômes. Les cas où il est utile, c'est
au contraire quand les humeurs sont crues
tenues , aqueuses , et les nerfs en même-
temps excessivement mobiles. L'on sait
qu'il remédie à ces différents accidents ,
qu'il suspend l'irritabilité , et qu'il arrête
toutes les évacuations , excepté la transpiration. mais , on ne peut trop le redire ,
l'on doit être attentif à ne l'ordonner qu'à
propos, sans quoi il deviendroit nuisible.
M. *Tralles* , dans son excellent Ouvrage sur ce remède , nous fournit une
observation, et l'on en trouve de semblables ailleurs , qui doit nous obliger à
beaucoup de circonspection. Un homme,
dit-il , qui dès sa jeunesse avoit eu du
penchant aux pollutions , ce qui l'avoit
rendu extrêmement foible , ne prenoit
jamais de l'opium , soit pour modérer
une toux ou une diarrhée , ou dans quelqu'autre but, qu'il n'eût pendant la nuit,
et à son grand dommage , des songes lascifs , accompagnés d'une émission sper-

matique (1). Qu'on me permette une réflexion qui se présente naturellement; c'est que l'erreur d'*Etmuller* prouve bien évidemment , 1°. combien une théorie exacte a d'influence sur la pratique, qui, sans son secours , ne peut être que très-souvent fausse et erronée ; 2°. combien par-là même un homme , qui réunit l'un et l'autre , doit avoir d'avantage sur celui qui n'est guidé que par quelques observations, ou qui se livre à une théorie systématique ; enfin , 3°. combien la lecture des meilleurs Auteurs de pratique , qui ont été dénués de cette théorie exacte , due à notre siècle , peut tromper ceux qui, en les lisant, ne peuvent avoir qu'une foi implicite, et qui ignorent ces principes qui doivent servir de pierre de touche pour discerner en médecine ce qui est de bon ou de mauvais aloi.

Je finirai par deux de mes observations; un plus grand nombre seroit superflu.

Un jeune homme de vingt ans, qui avoit eu le malheur de se polluer, étoit attaqué depuis deux mois d'un écoulement muqueux continuel et de pollutions nocturnes, de temps en temps accompagnées d'un épuisement considérable,

_____

(1) **U**sus opii salubris et noxius, p. 131.

il avoit de fréquents et violens maux
d'estomac ; il se sentoit la poitrine
extrêmement foible , et suoit très-
aisément ; je lui ordonnai l'opiat suivant.

R. Conditi rosar. rubr. unc. III. con-
dit. anthos. cort. perv. aa. unc. I mas-
tices dr. II. cath. dr. olei cinnan. gtt.
III. sirup. cort. aur. q. S. f. electar.
solid.

Il en prenoit un quart d'once deux fois
par jour. Au bout de trois semaines il
se trouva bien à tous égards ; et l'écoulement n'avoit plus lieu qu'après les
pollutions nocturnes ; qui étaient beaucoup moins fréquentes : la continuation
du même remède, pendant quinze jours,
le remit tout-à-fait.

Deux époux étrangers, que je n'ai jamais connus , attaqués presque dans le
même temps , et bien sûrs qu'il n'y avoit
point de virus , d'un écoulement accompagné de foiblesse et de douleurs tout le
long de l'épine du dos , ne pouvoient ac-
cuser que des excès conjugaux ; l'écoulement étoit beaucoup plus considérable
chez le mari. Ils avoient essayé différents
remèdes très-inutilement , et entr'autres
des pilules mercurielles , qui avoient
augmenté l'écoulement. Ils me firent

consulter. Je leur ordonnai les bains froids, un vin de quinquina, d'acier et de fleurs de roses rouges. Ils prirent régulièrement le remède; c'étoit dans l'été de 1758; les pluies continuelles rendoient l'usage des bains de rivière très-difficiles; la femme n'en prit que deux ou trois, le mari une douzaine : au bout de cinq semaines, ils me firent dire qu'ils étoient presque totalement rétablis. J'ordonnai la continuation jusqu'à parfaite guérison, qui ne tarda pas.

Ces succès heureux ne peuvent point servir a fonder un pronostic général et favorable, cette maladié est le plus souvent extrêmement rebelle, quelquefois même incurable. Je n'en donnerai qu'un seul exemple, mais démonstratif. Un des plus grands Praticiens qu'il y ait aujourd'hui en Europe, et qui enrichit la médecine par des ouvrages tous excellents est affligé, depuis plus de quinze ans, d'une gonorrhée simple, que tout son art, et celui de quelques autres médecins qu'il a consultés n'ont pu dissiper; cette triste incommodité le consume peu-à-peu, et fait craindre de le perdre long-temps avant le terme auquel il seroit à souhaiter qu'il parvent, et auquel il pourroit parvenir dans le cours ordinaire des choses.

Il seroit inutile de m'étendre davantage; j'ai tâché de ne rien omettre de ce qui peut ouvrir les yeux aux jeunes gens sur les horreurs de l'abyme qu'ils se préparent. J'ai indiqué les moyens les plus propres à remédier aux maux qu'ils se sont attirés; je finis par réitérer ce que j'ai déjà dit dans le cours de cet Ouvrage, que quelques cures heureuses ne servent pas à leur faire illusion; le mieux guéri recouvre difficilement sa première vigueur, et ne conserve une santé passable qu'à force de ménagement; le nombre de ceux qui restent dans la langueur est décuple de ceux qui guérissent, et quelques exemples de gens, ou qui n'avoient été que peu malades, ou chez lesquels un tempérament plus vigoureux a pu se relever plus aisément, ne doivent point être regardés comme faisant une règle générale.

———— Non benè ripæ creditur;
Ipsearies etiam nunc vellera ficcæ

FIN.

CHAPITRE V.

ᵉᵉ DE TASSISUDON. — PALAIS DU DEB-RAJA.
ₐNDS OFFICIERS DE L'ÉTAT. — NOMBREUX
ᴀBLISSEMENS DE GYLONGS. — TEMPLE. —
ₒIDE TEMPÉRATURE. — MANIÈRE DE CONS·
ᵁIRE LES MAISONS. — HARAS DU RAJA. —
ₗAIS DU LAMA GHASSATOU. — MANIÈRE
ᵢ CONDUIRE DANS LA VALLÉE LES EAUX DES
ₒNTAGNES. — INSCRIPTIONS QU'ON VOIT DANS
ₛ TEMPLES. — BRAHMINNI, OU TAUREAU
ᵢCRÉ. — ARTISANS. — MANUFACTURE DE
ₐPIER. — SAISON DES PLUIES. — EXCURSION
ₑS ENVOYÉS ANGLAIS. — HERMITE. — DÉ-
ₐNCE DU DEB. — MALADIE DE M. SAUN-
ₑRS.

ₛs visites de cérémonie, et mes arrangemens
ₙestiques, non moins importans que ces
ᵢtₛ, me laissant enfin le temps de respirer,
ᵥaₛ essayer de donner une idée générale de
valée de Tassisudon. On a choisi, pour pla-
ₑr la capitale du Boutan, un coin de plat pays
ₑ trois à quatre milles de long, et n'ayant pas
ₗus d'un mille dans sa plus grande largeur.

www.ingramcontent.com/pod-product-compliance
Lightning Source LLC
Chambersburg PA
CBHW070207030726
47505CB00006B/1599